Marion Beldame

Etude génétique de l'épilepsie primaire chez le grand bouvier suisse

Marion Beldame

Etude génétique de l'épilepsie primaire chez le grand bouvier suisse

Presses Académiques Francophones

Impressum / Mentions légales
Bibliografische Information der Deutschen Nationalbibliothek: Die Deutsche Nationalbibliothek verzeichnet diese Publikation in der Deutschen Nationalbibliografie; detaillierte bibliografische Daten sind im Internet über http://dnb.d-nb.de abrufbar.
Alle in diesem Buch genannten Marken und Produktnamen unterliegen warenzeichen-, marken- oder patentrechtlichem Schutz bzw. sind Warenzeichen oder eingetragene Warenzeichen der jeweiligen Inhaber. Die Wiedergabe von Marken, Produktnamen, Gebrauchsnamen, Handelsnamen, Warenbezeichnungen u.s.w. in diesem Werk berechtigt auch ohne besondere Kennzeichnung nicht zu der Annahme, dass solche Namen im Sinne der Warenzeichen- und Markenschutzgesetzgebung als frei zu betrachten wären und daher von jedermann benutzt werden dürften.

Information bibliographique publiée par la Deutsche Nationalbibliothek: La Deutsche Nationalbibliothek inscrit cette publication à la Deutsche Nationalbibliografie; des données bibliographiques détaillées sont disponibles sur internet à l'adresse http://dnb.d-nb.de.
Toutes marques et noms de produits mentionnés dans ce livre demeurent sous la protection des marques, des marques déposées et des brevets, et sont des marques ou des marques déposées de leurs détenteurs respectifs. L'utilisation des marques, noms de produits, noms communs, noms commerciaux, descriptions de produits, etc, même sans qu'ils soient mentionnés de façon particulière dans ce livre ne signifie en aucune façon que ces noms peuvent être utilisés sans restriction à l'égard de la législation pour la protection des marques et des marques déposées et pourraient donc être utilisés par quiconque.

Coverbild / Photo de couverture: www.ingimage.com

Verlag / Editeur:
Presses Académiques Francophones
ist ein Imprint der / est une marque déposée de
OmniScriptum GmbH & Co. KG
Heinrich-Böcking-Str. 6-8, 66121 Saarbrücken, Deutschland / Allemagne
Email: info@presses-academiques.com

Herstellung: siehe letzte Seite /
Impression: voir la dernière page
ISBN: 978-3-8381-4676-8

Zugl. / Agréé par: nantes, université de médecine, 2007

Copyright / Droit d'auteur © 2014 OmniScriptum GmbH & Co. KG
Alle Rechte vorbehalten. / Tous droits réservés. Saarbrücken 2014

Étude génétique de l'épilepsie primaire chez le Grand Bouvier Suisse

Sommaire :

LISTE DES ABRÉVIATIONS 4

GLOSSAIRE 5

RÉSUMÉ 10

I - INTRODUCTION 11

    I – 1. Choix du sujet et du laboratoire 11
    I – 2. L'épilepsie 11
        I – 2.1. Médecine et épilepsie 11
            ✓ Qu'est-ce qu'une crise ? 11
            ✓ Les différents types de crises 12
            ✓ L'état de mal épileptique 13
        I – 2.2. Génétique et épilepsie 13
    I – 3. Introduction sur la génétique du chien 15
        I – 3.1. Le chien, un modèle pour la génétique des mammifères 15
        I – 3.2. Origine des canidés 15
        I – 3.3. Origine de la diversité génétique de l'espèce canine 16
        I – 3.4. Intérêt du chien en génétique médicale 17
            ✓ Maladies génétiques chez le chien 17
            ✓ Thérapie génique chez le chien 17
        I – 3.5. Analyse structurale du génome canin 18
            ✓ Cartographie du génome canin 18
            ✓ Séquençage du génome canin 18
        I – 3.6. Avenir du chien comme modèle d'étude 21
    I – 4. Méthodologie d'identification de gènes 22
        I – 4.1. Cytogénétique 22
        I – 4.2. Clonage positionnel 23
            ✓ Mise en évidence d'un locus contenant le gène d'intérêt 23
            ✓ Inventaire des gènes de la région 23
        I – 4.3. Couplage des méthodes de clonage positionnel et gène candidat 24
    I – 5. Démarche à suivre dans l'étude d'une anomalie génétique 24
        I – 5.1. Diagnostic du vétérinaire praticien 24
        I – 5.2. Construction d'un arbre généalogique 25
        I – 5.3. Collecte des échantillons 25
        I – 5.4. Analyses du laboratoire de recherche 25
        I – 5.5. Mécanismes de transmission 26
            ✓ Monogénique ou polygénique ? 26
            ✓ Lié au sexe ou autosomique ? 26
            ✓ Dominant, récessif ou codominant ? 26
            ✓ Pénétrance et expressivité 28
        I – 5.6. Maladies polygéniques 28
    I – 6. Notre modèle d'étude 29
        I – 6.1. Le Grand Bouvier Suisse 29
        I – 6.2. L'épilepsie chez le Grand Bouvier Suisse 30

II - MATÉRIELS ET MÉTHODES 31

    II – 1. Bases de travail 31

- II – 1.1. Collecte du pedigree..31
- II – 1.2. Extraction d'ADN..31
- II – 1.3. Base de données..32
- II – 2. PEDIGREE – CYRILLIC..32
- II – 3. MÉTHODES PCR...33
- II – 3.1. Réalisation pratique..33
- II – 3.2. Schéma explicatif..35
- II – 5. GÉNOTYPAGE...36
- II – 5.1. Définition...36
- II – 5.2. Méthode de génotypage : les marqueurs...36
- II – 5.3. En pratique 37
- II – 5.4. Analyse statistique des résultats de génotypage...39

III - RÉSULTATS..40

- III – 1. CLINIQUE...40
- III – 1.1. Population étudiée...40
- III – 1.2. Epidémiologie...40
- III – 1.3. Données cliniques..41
- III – 2. CONSTRUCTION DU PEDIGREE..42
- III – 2.1. Analyse du mode de transmission..42
- III – 2.2. Informativité du pedigree..44
- III – 3. RECHERCHE DE GÈNES CANDIDATS..44
- III – 3.1. EPM2B..45
  - ✓ Recherches bibliographiques..45
  - ✓ Résultat du génotypage d'EPM2B...45
- III – 3.2. Autres gènes candidats..46
  - ✓ Gènes de l'épilepsie excitateurs de canaux ioniques......................................46
    - • Mutations sur des canaux sodiques 46
    - • Mutations sur des canaux calciques 46
    - • Mutations sur des canaux cholinergiques 46
  - ✓ Gènes de l'épilepsie inhibiteurs de canaux ioniques 47
    - • Mutations sur des canaux potassiques 47
    - • Mutations sur des récepteurs au GABA 47
    - • Mutation sur des canaux chloriques 47
  - ✓ Autres gènes de l'épilepsie..47
- III – 4. ANALYSE DE LIAISON GÉNÉTIQUE – CRIBLAGE DU GÉNOME..48
- III – 4.1. Choix des chiens..49
- III – 4.2. Choix des microsatellites...49
- III – 4.3. Expériences de génotypage et résultats..49
- III – 5. INTERPRÉTATION DES RÉSULTATS DU CRIBLAGE GÉNOMIQUE...51

DISCUSSION..64

- POURQUOI S'INTÉRESSER À L'ÉPILEPSIE ?..64
- DIFFICULTÉS RENCONTRÉES 65
- PERTINENCE DES RÉSULTATS ET ÉTUDES EN COURS..66

CONCLUSION...68

LISTE DES ANNEXES..69

ANNEXES...70

RÉFÉRENCES...104

Liste des abréviations :

ADN : Acide DésoxyriboNucléique.
ADNFLE : Autosomal Dominant Noctural Frontal Lobe Epilepsy.
ADPEAF : Autosomal Dominant Partial Epilepsy with Auditory Features.
ARN : Acide RiboNucléique.
BET : Bromure d'ÉThidium.
BFNC : Benign Familial Neonatal Convulsions.
CAE : Childhood Absence Epilepsy.
CFA : Chromosome de «Canis FAmiliaris».
CHIC : Canine Health Information Center.
CNRS : Centre National de la Recherche Scientifique.
dNTP : Désoxynucléotide Tri Phosphate.
EA : Episodic Ataxia.
EDTA : Éthylène Diamine Tétra Acétate.
FCI : Fédération Cynologique Internationale.
FdNTP : Désoxynucléotide Tri Phosphate Fluorescent.
FHM : Familial Hémiplégie Migraine.
FS : Febrile Seizure.
GBS : Grand Bouvier Suisse.
GEFS+ : Generalized Epilepsy with Febrile Seizures Plus.
GSMDCA : Greater Swiss Moutain Dog Club of America.
IAE : Idiopathic Absence Epilepsy.
IGE : Idiopathic Generalized Epilepsy.
JME : Juvenile Myoclonic Epilepsy.
Kb : Kilobase.
LOF : Livre des Origines Françaises.
Mb : MégaBase.
NIH : National Institute of Health.
Pb : Paire de bases.
PCR : Polymerase Chain Reaction = réaction de polymérisation en chaîne.
PME : Progressive Myoclonic Epilepsy.
RPM : Rotation Par Minute.
SCA : SpinoCerebellar Ataxia.
SCS : Société Cynologique Suisse.
SMEI : Severe Myoclonic Epilepsy of Infancy.
SNP : Single Nucleotid Polymorphism = polymorphisme mono nucléotidique.
TBE : Tris Borate EDTA (tampon).
UV : Rayons UltraViolets.

Glossaire (1, 2, 3):

Allèle : Partie de chromosome contenant le gène et transmise à l'enfant.

Canaux ioniques : Chez les cellules animales et végétales, ce sont de petits pores transmembranaires constitués de protéines qui sont responsables du transport des ions. Les canaux ioniques permettent le transport des ions tels que : Na+, K+, Ca+ ou Cl-. Ils présentent souvent une sélectivité aux ions, permettant à certains ions de passer mais pas à d'autres.

Carte génétique : Représentation graphique de la position des gènes les uns par rapport aux autres sur un génome.

Cartographie génétique : Analyse du génome consistant à "baliser" l'ensemble du génome grâce à toute une série de marqueurs, ce qui facilite ensuite la localisation de gènes particuliers.

Clonage : Méthode de multiplication cellulaire in vitro par reproduction asexuée aboutissant à la formation de clones. Cette notion est souvent étendue à l'isolement et à l'amplification de fragments d'ADN dans un clone cellulaire. Par extension, on parle alors de clonage de gènes ou de clonage moléculaire.

Clonage d'un gène : Opération consistant à isoler un gène et à le reproduire en grand nombre en général dans des plasmides bactériens.

Code génétique : Code de correspondance entre les acides nucléiques (ADN et ARN) et les protéines, qui fait correspondre un triplet (succession ordonnée de 3 bases) à un acide aminé. Ce code est universel, c'est-à-dire commun à tous les êtres vivants (à quelques exceptions près).

Codon : Ensemble de 3 bases consécutives sur un brin d'ADN - appelé aussi triplet. Chaque acide aminé (constituant des protéines) est codé sur l'ADN par un ou plusieurs codons qui le caractérise(nt).

Codon d'initiation : Triplet qui signale le début du message génétique sur un ARNm.

Codon non-sens : Triplet qui signale la fin d'un message génétique sur un ARNm.

Criblage : Opération d'identification et de tri de clones.

Délétion : Perte d'une partie du matériel génétique pouvant aller d'un seul nucléotide à plusieurs gènes.

Dénaturation d'acide nucléique : Conversion d'acide nucléique de l'état double brin à l'état simple brin.

Diagnostic génétique : Détection de gènes d'un organisme par hybridation de son génome avec des sondes moléculaires spécifiques. Cette méthode est utilisée par exemple pour le diagnostic prénatal de certaines maladies héréditaires ou pour la détermination parentale.

Diploïde : Organisme dont les noyaux des cellules somatiques possèdent deux jeux de chromosomes (2n).

Distance génétique : Degré de parenté entre des génomes différents.

Distichiasis : Il correspond à une deuxième rangée de cils surnuméraires au niveau des orifices des glandes de Meibomius.

Dupliquer : Faire une copie.

Dyskinésie : Perturbation qui se situe au niveau des mouvements et qui se traduit entre autre par de l'incoordination, des spasmes ou de la parésie.

Empreinte génétique : Caractéristique structurale fine d'une région spécifique de l'ADN permettant d'identifier une cellule et sa filiation.

Enzyme de restriction : Enzyme bactérienne qui coupe la chaîne d'ADN en un site précis. Elle est utilisée pour isoler les gènes.

Epilepsie-absence de l'enfant ou «pycnolepsie» ou petit mal : Elle se manifeste exclusivement par des absences brèves. Son évolution peut être favorable, avec disparition des absences au voisinage de la puberté.

Epilepsie myoclonique bénigne du nourrisson : Elle comporte de brèves bouffées de myoclonies généralisées au cours de la première ou seconde année de la vie chez des enfants par ailleurs normaux présentant des antécédents familiaux de convulsions ou d'épilepsie. L'EEG est utile pour distinguer cette épilepsie généralisée primaire du syndrome du syndrome de West.

Epilepsie myoclonique juvénile (EMJ) : Il s'agit d'une épilepsie généralisée, primaire, débutant après la puberté et se manifestant par des secousses myocloniques bilatérales isolées ou répétées, touchant le plus souvent les membres supérieurs, particulièrement fréquentes le matin après le réveil. Le manque de sommeil et les excitants quelle qu'en soit la nature favorisent ces myoclonies et peuvent provoquer de rares crises généralisées tonico-cloniques. Cette forme d'épilepsie peut-être familiale et les deux sexes sont également représentés.

Epilepsie myoclonique progressive (PME): Elle s'oppose à l'EMJ du fait d'un âge de début plus précoce dans la majorité des cas, de leur évolution vers une aggravation progressive, de l'existence de myoclonies d'action, d'un syndrome cérébelleux et d'une possible détérioration intellectuelle de degré variable. Ces épilepsies traduisent :
- soit une maladie métabolique ou de surcharge (Céroïde-lipofuschinose, sialidose, maladie de Lafora),
- soit une mitochondriopathie transmise par l'ADN mitochondrial maternel identifiée par une augmentation des lactates sanguins et/ou l'association à une myopathie avec fibres rouges déchiquetées,
- soit une maladie génétique connue sous le nom de maladie d'Unverricht-Lundborg dont le diagnostic génétique est possible.

Espèce : Au sens biologique du terme, une espèce se définit par l'interfécondité de deux individus mais également par la fécondité de la première génération. Bien entendu, en paléontologie, cette définition est limitée à l'anatomie.

Exon : Fragment de gène dont la séquence d'ADN, après transcription se retrouve dans les ARNm maturés. Cette partie du gène est le plus souvent codante.

Famille de gènes : Ensemble de gènes ayant de grandes ressemblances fonctionnelles et structurelles.

Gène : Unité de transmission héréditaire de l'information génétique. Un gène est un segment d'ADN (ou d'ARN chez virus), situé à un locus précis sur un chromosome, qui comprend la séquence codant pour une protéine, et les séquences qui en permettent et régulent l'expression.

Gène marqueur : Gène dont l'expression permet le criblage des cellules qui le contiennent.

Génétique : Science de l'hérédité. La génétique étudie les caractères héréditaires des individus, leur transmission au fil des générations et leurs variations (mutations). C'est l'étude de cette transmission héréditaire qui a permis l'établissement des lois de Mendel.

Génie génétique : Ensemble de techniques permettant de modifier le patrimoine héréditaire d'une cellule par la manipulation de gènes in vitro.

Génome : Ensemble du matériel génétique présent dans chacune des cellules d'un individu. Patrimoine héréditaire d'un individu.

Génomique : Science des génomes. La génomique regroupe un ensemble d'analyses qui vont de l'établissement de cartes du génome (cartographie) à l'identification de nouveaux gènes, à l'étude de leurs fonctions et au séquençage des molécules d'ADN. Dans ces analyses, l'informatique joue un rôle important : des logiciels spécialisés permettent, par exemple, de classer les gènes en fonction des homologies (ressemblances) de leurs séquences et donc de leurs fonctions.

Génotype : Ensemble des caractères génétiques d'un individu. Son expression conduit au phénotype.

Groupe de liaison : Ensemble des locus qui apparaissent liés par analyse de leur transmission héréditaire.

Hérédité : Transfert des caractères d'une génération à une autre par l'intermédiaire des gènes.

Hétérozygote : Un individu est hétérozygote pour un gène quand il possède deux allèles différents de ce gène.

Homozygote : Un individu est homozygote pour un gène quand il possède deux allèles identiques de ce gène.

Hybridation moléculaire : Technique permettant de mettre en évidence au sein d'une cellule ou d'un tissu, une séquence d'acide nucléique, par exemple de localiser un locus sur un chromosome. Elle est basée sur le principe de complémentarité des bases azotées, plus particulièrement entre l'ADN et le brin d'ARN de séquence complémentaire. Le brin de séquence complémentaire est aussi appelé sonde et généralement "marquer" pour le localiser. Il existe des "sondes radioactives" et des "sondes froides".

Informativité : Possibilité de distinguer les deux chromosomes d'une même paire et en particulier de les distinguer dans la région du chromosome portant le gène altéré.

Insert : Séquence d'ADN étranger introduite dans une molécule d'ADN donnée.

Insertion : Addition d'une séquence d'ADN étranger dans une molécule d'ADN donnée.

Intron : Fragment d'un gène situé entre deux exons. Les introns sont présents dans l'ARNm immature et absents dans l'ARNm mature. Fragment "non codant" du gène.

Inversion : Processus conduisant à un changement d'orientation d'un fragment d'ADN par rapport à son orientation de référence.

Locus : Emplacement précis d'un gène particulier sur un chromosome.

Marquage : Introduction de nucléotides modifiés, ou modification chimique de certains nucléotides d'un acide nucléique afin de pouvoir le repérer.

Marqueur génétique : En cartographie génétique, séquence d'ADN particulière utilisée pour "baliser" les chromosomes. En contrôle du transfert de gène : gène associé au gène d'intérêt, codant une caractéristique détectable facilement et précocement, facilitant le repérage des cellules au sein desquelles la transgenèse a réussi. La détection d'un marqueur génétique peut s'effectuer par hybridation avec une sonde complémentaire, ou par son expression phénotypique.

Microsatellites : Petites portions d'ADN repérables dont la position sur le chromosome permet d'apporter plus d'informativité.

Modification d'un acide nucléique : Toute transformation subie par les nucléotides après leur assemblage dans un polynucléotide.

Multigénie : Propriété que présente un caractère phénotypique d'être sous la dépendance de plusieurs gènes.

Mutation : Modification affectant l'ADN d'un gène. Cette altération du matériel génétique d'une cellule ou d'un virus entraîne une modification durable de certains caractères du fait de la transmission héréditaire de ce matériel de génération en génération. Les mutations spontanées sont à l'origine de la diversification des êtres vivants au cours de l'évolution. Des mutations dirigées peuvent être obtenues par insertion d'un transgène dans la séquence d'autres gènes.

PCR (polymerase chain reaction) : Réaction enzymatique in vitro consistant à dupliquer spécifiquement et exponentiellement des petits segments d'ADN.

Phénotype : Ensemble des caractères observables chez un individu, résultant de l'interaction entre son génotype et les effets de son environnement.

Polymérase : Enzyme capable d'enchaîner des nucléotides en polymères d'ADN ou d'ARN (ARN polymérase, ADN polymérase).

Recombinaison génétique : Phénomène conduisant à l'apparition dans une cellule ou dans un individu, de gènes ou de caractères héréditaires dans une association différente de celle observée chez les cellules ou individus parentaux.

Recombinaison homologue : Insertion du transgène en un site particulier, à la place d'un gène déterminé de la cellule receveuse.

Séquençage du génome : Analyse du génome, consistant à déterminer la succession de toutes les bases qui composent l'ADN d'un organisme. Ce séquençage n'est réalisé ou en cours de réalisation que pour un nombre limité d'espèces : quelques bactéries, une levure, deux plantes (l'arabette et le riz), un ver nématode, un insecte (la drosophile) et l'homme. Le séquençage ne permet pas la détermination de la fonction des protéines codées par l'ADN.

Séquence amplifiée : Séquence d'ADN intra- ou extra chromosomique dont le nombre est augmenté par amplification.

Séquence codante : Partie d'un gène qui définit directement la séquence en acides aminés de la protéine correspondante.

Séquence hautement répétée : Séquence d'ADN présente en un grand nombre de copies dans le génome.

Séquence non codante : Partie d'un gène qui ne définit pas directement la séquence en acides aminés de la protéine correspondante.

Site de restriction : Séquence d'ADN, cible d'une enzyme de restriction.

Sonde nucléique : Séquence d'ADN ou d'ARN marquée (par un composé fluorescent, un radio-isotope, ou une enzyme) que l'on utilise pour détecter des séquences homologues (complémentaires) par hybridation in situ ou in vitro.

Thérapie génique : Opération conduisant à l'addition d'un gène dans des cellules non germinales d'un organisme.

Transcription : Synthèse d'ARN à partir d'une matrice d'ADN.

Transfert de gène : Introduction dans le génome d'une cellule d'un gène provenant d'un autre organisme, ou du même organisme, par exemple en plusieurs exemplaires pour renforcer son expression.

Transformation (transformation génétique) : Modification du patrimoine génétique d'une cellule par introduction d'une information génétique étrangère (génie génétique).

Transgène : Gène introduit dans le génome d'un organisme par génie génétique.

Transgénèse : Ensemble des opérations qui consistent à obtenir des organismes transgéniques.

Transgénique : Qualifie un être vivant issu d'une cellule dans laquelle a été introduit un ADN étranger. L'organisme transgénique possède dans la majorité ou dans toutes ses cellules l'ADN étranger introduit. Le gène étranger peut donc se transmettre à la descendance.

Unité de répétition : Séquence d'ADN constituant le motif de base dans une région répétée.

Résumé :

L'homme, de part les sélections successives qu'il a effectuées sur les races canines, a créé des isolats génétiques. En effet, les races entre elles présentent un polymorphisme très important, alors qu'à l'intérieur de chaque race la diversité génétique est très réduite. Ces caractéristiques font que des différences génétiques seront plus faciles à mettre en évidence chez le chien que chez l'homme chez qui les populations sont continuellement brassées.

Nous nous sommes intéressés à l'épilepsie car cette affection touche beaucoup de races et ces différentes formes ressemblent aux formes humaines. Les chiens, selon leur race, présentent des épilepsies génétiquement différentes ; ainsi en trouvant les mutations responsables chez le chien, chose plus aisée que chez l'homme, nous pourrions découvrir des mutations identiques chez l'homme, qui n'ont pas encore été mises en évidence jusque-là.

L'épilepsie chez le Grand Bouvier Suisse (GBS) a, comme dans la majorité des races, une origine génétique. Dans notre étude, nous avons cherché à mieux caractériser cette forme d'épilepsie, sur les plans clinique et épidémiologique, et nous nous sommes attachés à en rechercher les causes génétiques, tout d'abord en étudiant son mode de transmission puis en recherchant quel(s) gène(s) pourrai(en)t en être responsables par des analyses de liaison génétique.

Nous faisons l'hypothèse que chez le GBS, l'«épilepsie essentielle» serait monogénique et se transmettrait sur un mode autosomique récessif. Cependant la forte consanguinité dans cette race pourrait masquer un mode de transmission polygénique. Un criblage complet du génome a été réalisé avec 300 microsatellites sur 20 chiens. Si ce travail n'a pas permis de mettre en évidence un ou des locus liés à l'épilepsie, il nous a permis d'exclure de nombreux gènes candidats connus pour être responsables d'épilepsie chez l'homme.

I - Introduction :

I – 1. Choix du sujet et du laboratoire :

Lorsque j'ai commencé à rechercher un sujet de thèse, je me suis immédiatement tournée vers la génétique car si je n'avais pas pu être vétérinaire, elle aurait été mon autre voie professionnelle.
Ce qui m'intéresse particulièrement dans cette branche est l'étude des maladies génétiques, dans le domaine vétérinaire bien sûr mais ayant si possible une relation avec la médecine humaine. Je me suis donc vue proposer plusieurs sujets dont celui sur l'épilepsie qui m'a tout de suite intéressé.

Sur ce point, de nombreuses recherches ont déjà été et sont en train d'être menées chez l'homme et plus récemment chez le chien ; il ne s'agissait donc pas de prétendre identifier en si peu de temps les gènes responsables de cette maladie chez le chien. Le but de cette thèse est d'avancer la recherche sur ce domaine en s'intéressant à un type d'épilepsie d'origine génétique dans une race et en menant des études de génétique moléculaire, visant à réduire la fenêtre de recherche des gènes candidats.

Ainsi, par l'intermédiaire du docteur Lionel MARTIGNAT, j'ai pris contact avec le docteur Catherine ANDRE du CNRS de Rennes qui dirige le groupe de recherche sur les bases génétiques de maladies héréditaires homologues entre l'homme et le chien, à l'Unité mixte de recherche UMR 6061 (4). A mon arrivée dans le groupe, la thématique de l'épilepsie avait déjà été abordée en 2005, par Samuel SEGUIN (étudiant en biologie en stage de Licence 3), et était sous la responsabilité d'Anaïs Grall, étudiante en thèse de Doctorat. Il m'a donc été proposé de poursuivre le travail entrepris, qui a consisté à collecter des échantillons sanguins de chiens sains et atteints, à extraire des ADN et à réaliser des analyses génétiques sur une trentaine de chiens, mais également à faire une étude exhaustive de la bibliographie pour sélectionner des gènes candidats.

I – 2. L'épilepsie :

I – 2.1. Médecine et épilepsie (5) :

✓ *Qu'est-ce qu'une crise ?*

Une crise convulsive correspond à l'ensemble des manifestations <u>cliniques</u> de survenue brutale et imprévue, liées au dysfonctionnement d'un groupe ou de l'ensemble des <u>neurones</u> du <u>cortex</u> cérébral.

De plus, bien que la plupart des crises semblent apparaître spontanément, certains facteurs peuvent les encourager comme le manque de sommeil, l'oubli d'un traitement anti-convulsivant, un stress émotionnel, un dérangement métabolique. L'œstrus semble également favoriser la survenue de crises. Les agents déclenchant les plus connus chez les humains sont les scintillements comme ceux produits par la télévision ou les stroboscopes.

Ces crises peuvent avoir lieu dans différentes régions du cerveau et se traduisent alors par diverses expressions cliniques. En fonction de la localisation et du rôle des cellules cérébrales touchées, on observe des crises ayant des manifestations cliniques différentes.

La fréquence des crises est très variable d'un chien à l'autre et probablement d'une race à l'autre : certains en ont une par an, d'autres en ont plusieurs par jour.

✓ *Les différents types de crises*

On distingue deux types de crises :
- Les crises généralisées affectant l'ensemble ou une grande partie du cortex cérébral. Elles se caractérisent par une perte de conscience et des secousses musculaires répétées ou par des absences.
- Les crises partielles n'impliquent qu'une partie limitée du cerveau. Elles peuvent évoluer vers une crise généralisée. Elles se divisent en deux catégories : les crises partielles simples et les crises partielles complexes.

Les crises peuvent se manifester par des signes cliniques très variés selon la partie du cerveau impliquée dans le «court-circuit» épileptique.

- Les crises généralisées

Les crises tonico-cloniques

Les crises tonico-cloniques, encore appelées crises «grand mal» sont les manifestations cliniques les plus communes lors d'épilepsie. Elles sont très impressionnantes : le chien perd le plus souvent connaissance et tombe. Parfois, il pousse des gémissements en début de crise. La respiration est suspendue, le chien tombe sur le côté et le corps se raidit ; c'est la phase tonique. Puis les membres ont des secousses convulsives type pédalage ; c'est la phase clonique. Il peut y avoir une forte salivation, une morsure de la langue et une émission d'urine, signes qui n'ont aucun caractère de gravité. Après quelques minutes, l'animal reprend peu à peu conscience.

Ces crises sont le plus souvent précédées d'une phase de prodrome qui peut durer plusieurs heures puis d'une phase d'aura qui peut durer de quelques minutes à quelques heures. Le plus souvent ces deux phases ne sont pas distinctes l'une de l'autre chez les chiens et on parle de phase pré-ictale. Elle se manifeste d'abord par des troubles discrets du comportement puis par de l'agitation, de l'anxiété, un chien qui se cache ou qui au contraire réclame l'attention de son maître, des reniflements, puis par des troubles moteurs comme des marches sans but ou des léchages incessants des babines ou des troubles du système nerveux autonome comme de la salivation excessive, des vomissements ou des incontinences urinaires. L'aura peut aussi être interprétée comme une crise partielle se généralisant secondairement.

La phase d'ictus, ou la crise à proprement parler, dure en général 1 à 2 minutes, même si le propriétaire à souvent tendance à surévaluer cette période du fait de son caractère très impressionnant.

La phase post-ictale, c'est-à-dire la période qui suit immédiatement les convulsions, peut se résumer à un repos de quelques minutes et peut se caractériser par une désorientation et une agitation pouvant durer plusieurs jours.

Les absences

Les absences typiques (encore appelées «petit mal») se caractérisent par une suspension de l'activité en cours et une perte de conscience de quelques secondes. L'animal reprend ensuite ses occupations là où il les a laissées, sans avoir conscience de ce qui s'est passé. Ces absences sont le plus souvent difficiles à mettre en évidence en médecine vétérinaire. Les absences atypiques s'accompagnent de quelques contractions musculaires.

- <u>Les crises partielles</u>

Encore appelées crises <u>focales</u>, les crises partielles sont des crises au cours desquelles le fonctionnement cérébral anormal se limite à une partie du cerveau. Les manifestations <u>cliniques</u> sont variables selon la région du cerveau concernée. Leur durée est brève, souvent inférieure à deux minutes.

Les crises partielles simples

Dans ce type de crises, il n'y a pas de perte de conscience. Ces crises peuvent se caractériser par des mouvements soudains et saccadés d'un seul membre ou des hallucinations (anomalies visuelles, auditives...) ; elles peuvent également se manifester par une course poursuite après la propre queue du chien (l'épilepsie n'en est pas la seule cause puisque la majorité des cas ont une origine comportementale). Chez certains chiens, les crises partielles simples évoluent vers des crises partielles complexes ou vers une généralisation tonico-clonique.

Les crises partielles complexes

Ce type de crises altère la conscience. Elles s'accompagnent de mouvements involontaires. Le chien semble hagard. Ces crises sont difficiles à différencier d'une crise généralisée chez le chien. Elles se manifestent le plus souvent par un changement de comportement (aboiements, morsures sans raison), d'un regard absent et des pupilles dilatées, de tressautements musculaires faciaux, de mâchonnements ou de léchages intempestifs.

Les crises partielles secondairement généralisées

Les crises partielles peuvent se propager à l'ensemble du cerveau, ce qui entraîne une crise généralisée, souvent tonico-clonique.
La <u>dichotomie</u> des crises convulsives s'appuie sur des observations faites en médecine humaine ; il est souvent très difficile de mettre en évidence, en médecine vétérinaire, des crises partielles ou de différencier une crise généralisée d'une crise partielle se généralisant secondairement. Dans le cas du diagnostic de l'épilepsie primaire, l'essentiel est de s'assurer qu'il s'agit bien de crises convulsives quelle qu'en soit leur expression.

- ✓ *L'état de mal épileptique*

Lorsque les crises se répètent sans reprise de conscience entre les crises ou lorsqu'une crise tonico-clonique généralisée se prolonge plus de 5 minutes, cela constitue une urgence médicale. Lors d'état de mal, essentiellement lorsque les crises sont tonico-cloniques généralisées, des séquelles peuvent survenir. Il peut s'agir de <u>lésions</u> cérébrales graves pouvant parfois conduire au décès de l'animal. Une prise en charge d'urgence par le vétérinaire doit alors être envisagée.
L'état de mal épileptique est aussi appelé «status epilepticus».

I – 2.2. Génétique et épilepsie :

Le terme d'épilepsie regroupe un ensemble hétérogène de nombreuses maladies ayant en commun des crises convulsives spontanées. La plupart des formes d'épilepsie chez l'homme ne semble pas suivre une répartition mendélienne mais paraît dépendre aussi bien de facteurs génétiques qu'environnementaux. Dans ces cas complexes, aucun gène candidat n'a pu encore être mis en évidence, en raison de la difficulté de recrutement des familles. Dans 40% des cas décrits d'épilepsie, une cause génétique a été suspectée (Gardiner, 2000). Pour les cas disponibles, l'analyse de ségrégation sur des épilepsies monogéniques a permis d'identifier différentes mutations sur des gènes codant pour des ligands ou des canaux ioniques voltage-dépendant comme SCN1A, SCN2A dans des familles d'épilepsie idiopathique. Récemment, Simpson et ses collaborateurs (Simpson et al. 2004) ont réalisé une étude sur les liens génétiques dans une famille Amish et ont réussi à identifier une mutation dans le gène codant pour la synthèse de GM3 (Ganglioside Membran 3, causant un défaut dans la synthèse de gangliosides), dans le cas d'une épilepsie apparaissant chez le jeune enfant. De même, de multiples mutations sur les gènes EPM2A et EPM2B ont été associées à la maladie de Lafora (Chan et al, 2004), une épilepsie myoclonique progressive apparaissant chez l'adolescent.

La génétique de l'épilepsie est donc très hétérogène et implique de nombreuses variations génétiques associées à une influence de l'environnement. Ce déterminisme complexe chez l'homme exclut l'utilisation des méthodes habituelles d'étude de liaison génétique sur des familles humaines ou des méthodes classiques de gènes candidats, et va requérir la collecte d'informations à une échelle génomique (des centaines de milliers de marqueurs SNP), analysées sur un grand nombre de cas et avec des méthodes automatisées.

L'approche alternative de la génétique humaine est l'utilisation du chien comme nouveau modèle d'étude des différentes formes d'épilepsie, en supposant qu'une race canine est atteinte par une seule forme d'épilepsie héréditaire.

Chez les chiens, l'épilepsie est un symptôme fréquent (apparaissant chez 3 à 5 % de la population canine) avec plus de 20 races affectées par des épilepsies idiopathiques. Des études sont en cours, par exemple chez le berger belge tervueren, pour lequel un locus unique avec un effet important sur l'incidence des crises a été mis en évidence (Famula et Oberbauer, 2000 ; Oberbauer et al. 2003), ou sur le lévrier irlandais pour lequel une transmission autosomique récessive avec pénétrance incomplète est suspectée (Casal et al. 2006).

Les travaux récents effectués par Lohi et ses collaborateurs (Lohi et al. 2004) sont très prometteurs. En effet, les auteurs ont identifié un gène et sa mutation (EPM2B) responsable d'une forme d'épilepsie tardive chez le teckel à poils durs. Cette épilepsie est l'équivalent de la maladie de Lafora, un type rare d'épilepsie humaine héréditaire. Cette forme d'épilepsie chez l'homme, une épilepsie myoclonique progressive, est la plus sévère forme d'épilepsie chez l'adolescent, qui entraîne de sévères détériorations mentales et des symptômes psychotiques, et conduit souvent à la mort dans les 10 ans suivants les premiers symptômes. Les traitements à base d'anti-épileptiques sont inefficaces. On comprend ainsi l'intérêt d'avoir identifié le gène pratiquement dans le même temps dans les 2 espèces, le teckel étant un modèle naturel et spontané de cette forme d'épilepsie humaine. Au delà de la mise en évidence d'un même gène impliqué dans la même maladie chez l'homme et le chien, et cela renforce encore les potentialités de ce modèle, des essais de thérapie, au bénéfice des 2 espèces pourront être menés.

Pour ce qui nous intéresse, l'étude portera sur une épilepsie apparaissant assez précocement chez le Grand Bouvier Suisse, sur des chiens d'effectifs français et européens. Cette recherche est également en cours en Finlande à partir de prélèvements effectués aux Etats-Unis. Une si petite population dans laquelle ségrége la maladie avec une incidence élevée est très favorable à la localisation de la région du génome où se trouveraient potentiellement le ou les gènes responsables. De telles situations si rares chez l'homme rendent bien difficile la découverte de gènes responsables de maladies peu communes.

I – 3. Introduction sur la génétique du chien :

I – 3.1. Le chien, un modèle pour la génétique des mammifères (6)

Tous les chiens modernes seraient issus de la domestication des loups qui remonterait à environ 15 000 ans. Par des pratiques intensives de sélection et de croisements consanguins, l'homme a créé plus de 350 races. En sélectionnant les chiens sur quelques caractères phénotypiques, il a, par la même occasion et involontairement, sélectionné des maladies génétiques. De ce fait, chaque race possède assez peu de polymorphisme. Ainsi si chacune représente un véritable isolat génétique, elles offrent, toutes réunies, un ensemble inégal de polymorphisme. À l'inverse des modèles classiques utilisés pour l'analyse de la fonction des gènes, le chien offre en effet, avec ses très nombreuses races, une opportunité unique pour l'étude des allèles, et donc la correspondance entre phénotype et génotype. Il est relativement aisé avec l'aide des éleveurs, de procéder à des prélèvements sanguins de chiens sains et atteints et ce sur plusieurs générations et ainsi obtenir des familles dans lesquelles une étude de liaison génétique pourrait être réalisée.

De part la sélection que l'homme a réalisée chez les chiens, des allèles morbides ont pu être fixés dans la race, simplifiant une maladie polygénique chez l'Homme en maladie oligo- ou monogénique dans une race canine.

Resté pendant longtemps à l'écart des problématiques de recherche, on assiste depuis peu à une prise de conscience de l'intérêt que le chien, Canis familiaris, pourrait ou devrait avoir comme modèle biologique complémentaire à ceux plus traditionnellement utilisés. En effet, le chien vivant en contact de l'homme subit les mêmes influences environnementales et constitue ainsi un modèle plus proche de l'homme que les rongeurs bien souvent utilisés.

I – 3.2. Origine des canidés

Les données actuelles sur l'origine de la domestication du chien sont en parfaite corrélation avec celles déjà énoncées par J. Clutton-Brock sur l'origine commune de tous les chiens à partir de loups domestiqués (7). En effet, les résultats fondés sur l'analyse de la diversité génétique d'un fragment d'ADN mitochondrial confirment l'hypothèse selon laquelle les chiens anciens et actuels partageraient une origine commune, celle des loups gris de l'Ancien Monde (8, 9). Par ailleurs, les travaux de J.A. Leonard et al. (8) et de P. Savolainen et al. (9) proposent de la faire remonter vers 12 000 – 15 000 ans avant J.C. et montrent que tous les chiens domestiques actuels proviendraient de l'Est asiatique, d'où ils se seraient répandus en Europe, en Asie et vers le Nouveau Monde en accompagnant l'homme dans sa traversée du détroit de Béring, au Pléistocène. Des résultats récents sur de l'ADN génomique (10) à partir de Canidés de différentes régions géographiques ont permis la construction d'un arbre phylogénique.

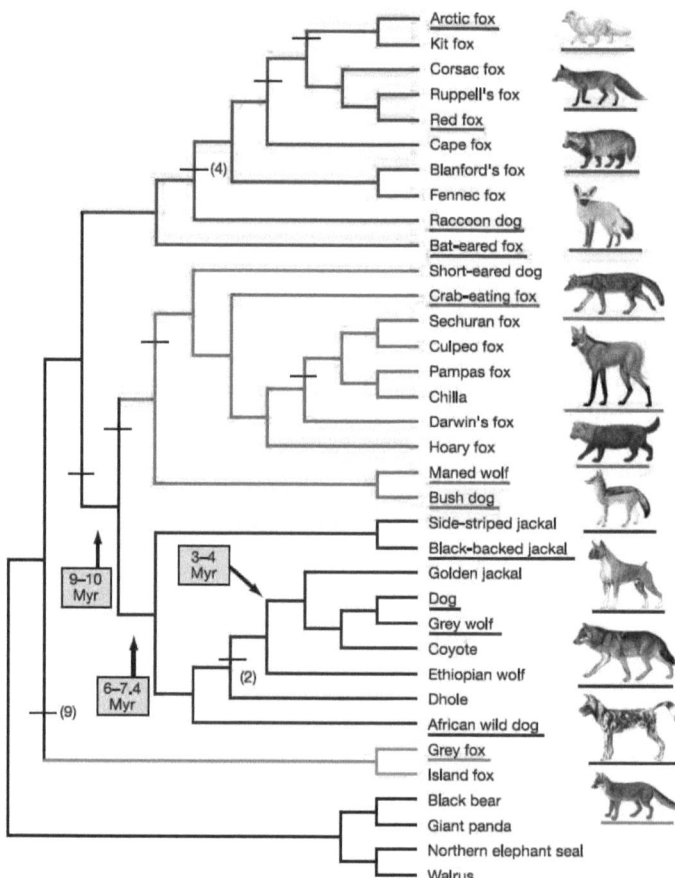

Phylogénie des espèces du genre Canidé. L'arbre phylogénique est fondé sur environ 15 kb de séquences d'introns et d'exons. Les couleurs de branche identifient l'embranchement des assimilés au renard roux (rouge), l'embranchement sud-américain (vert), les apparentés aux loups (bleu) et les renards gris et insulaire (orange). Cet arbre a été simplifié au maximum. Les barres horizontales indiquent les mutations, avec le nombre d'insertion et/ou de délétion entre parenthèses, s'il est plus grand que 1. Les espèces surlignées sont illustrées à droite. Le moment de divergence est indiqué à 3 endroits en milliards d'années (Myr) (11).

I – 3.3. Origine de la diversité génétique de l'espèce canine

Il est vrai que l'on peut s'étonner d'une telle diversité morphologique au sein d'une même espèce : entre un chihuahua d'à peine un kilogramme et un saint-bernard de près de 100 kg. La création de races de chevaux ou d'autres mammifères nains au travers d'une sélection appropriée suggère que l'homme aurait pu aussi obtenir pareille diversité avec d'autres mammifères, cependant, la race canine est actuellement unique par l'étendue de sa diversité phénotypique et comportementale, les autres mammifères, s'ils avaient été l'objet de la même attention, pourraient très vraisemblablement fournir le même spectacle.

Des résultats préliminaires de comparaison de séquences de 70 fragments d'ADN génomique, représentant 25 kilobases, entre vingt chiens, deux loups et deux renards montrent que la divergence entre le renard et les chiens et loups est de l'ordre de 1 %, alors que la divergence entre le loup et le chien n'est que de 0,1 %, c'est-à-dire de l'ordre de la variation intra-espèce (S. Paget, CNRS Rennes, données non publiées). Par ailleurs, de récentes analyses de la diversité génétique de 85 races, réalisées à l'aide de marqueurs génomiques de type microsatellites, montrent qu'elles peuvent être groupées en 4 classes, en parfaite corrélation avec les origines géographiques, la morphologie et le rôle du chien dans les activités humaines (12).

Au cours de ses recherches sur la séquence du chien et de ses apparentés, l'équipe de K. Lindblad-Toh (11) a mis en évidence près de 2,5 millions de SNP. Ces régions de forte variation génétique représentent plus de 90% de toutes les différences entre individus. Cette formidable ressources de polymorphismes individuel et racial permettra très prochainement de réaliser des analyses génétiques afin d'identifier les gènes responsables d'anomalies génétiques.

I – 3.4. Intérêt du chien en génétique médicale

✓ *Maladies génétiques chez le chien*

La domestication du chien et la création par l'homme de très nombreuses races ont malheureusement eu un impact extrêmement négatif sur la santé des animaux en concentrant, de façon évidemment involontaire, des allèles morbides ou des combinaisons non adéquates d'allèles (13-19). Une sélection basée uniquement sur des caractères phénotypiques paraît actuellement complètement obsolète et mériterait d'être revue afin de tenir compte des maladies génétiques connues pour chaque race (cela est déjà le cas pour certaines affections comme la dysplasie de hanche chez les grands chiens). Une centaine de races sont sévèrement touchées par les atrophies progressives rétiniennes (APR), équivalentes des rétinites pigmentaires humaines (20, 21). 1 à 5 % des cockers anglais, par exemple, sont atteints d'une APR d'origine génétique ; un test de dépistage existe mais n'est pas obligatoire pour l'inscription au LOF. Ainsi seuls les éleveurs consciencieux pratiquent ce test et réalisent des accouplements raisonnés (pour lesquels il n'y a quasiment aucun risque d'obtenir une descendance atteinte).

Comme précédemment expliqué, chaque race canine constitue un isolat génétique comme on peut en observer dans différentes populations humaines insulaires ou isolées par l'histoire ou la tradition. Cette situation particulière peut permettre de disséquer des maladies, apparement complexes en raison de la contribution indépendante de plusieurs gènes, en entités cliniques distinctes dues à un défaut génétique ne portant que sur un seul gène. Un autre atout majeur offert par le modèle canin réside dans la possibilité de construction de pedigrees particuliers pour étudier de façon incomparablement puissante la ségrégation d'un allèle morbide et de marqueurs génétiques polymorphes. L'intérêt majeur du modèle canin, qu'aucun autre modèle animal n'est en mesure d'offrir, réside dans l'analyse génétique des causes des maladies complexes à transmission non mendélienne comme les cancers, le diabète ou encore les maladies auto-immunes et cardiovasculaires, pour lesquelles certaines races présentent des prédispositions particulières, suggérant l'existence d'effets fondateurs (13-19). Par exemple, la prévalence de l'histiocytose maligne dans l'effectif français de bouviers bernois atteint 20 %, et 80 % des histiocytoses malignes sont détectées dans cette race (P. Devauchelle, données non publiées ; Abadie et al, 2007, en préparation).

✓ *Thérapie génique chez le chien*

Compte tenu de son métabolisme et de sa taille, le chien, plus proche de l'homme que la souris couramment utilisée, se révèle aussi un modèle très prometteur pour engager des essais de thérapie génique. Ainsi, des études ont été réalisées pour des maladies monogéniques : l'hémophilie B (22), la dystrophie musculaire chez le golden retriever (équivalent de la dystrophie musculaire de Duchenne) (23), l'atrophie rétinienne CSNB (congenital stationary night blindness) chez le briard (équivalent de l'amaurose congénitale de Leber chez l'enfant ; chez le briard une thérapie génique a été réussie avec succès à Nantes par l'équipe de F. Rolling) (24) et la mucopolysaccharidose de type VII (25). Dans ces 4 cas, les essais ont montré une restauration stable de l'activité métabolique, démontrant, s'il en était besoin, toute l'importance que pourrait avoir la thérapie génique dès lors qu'elle sera bien maîtrisée chez l'homme.

I – 3.5. Analyse structurale du génome canin

✓ *Cartographie du génome canin*

Les travaux sur la génétique canine, utilisant les méthodes de la génétique moléculaire, ont en réalité débuté il y a peu de temps (26, 27). Dès 1995, intéressée par la puissance du modèle, l'équipe de l'UMR 6061 du CNRS de Rennes a développé les outils moléculaires nécessaires à la construction d'une carte du génome canin par la méthode des hybrides d'irradiation (RH) (28). C'est ainsi qu'a été construit une collection d'hybrides cellulaires (29), et que plusieurs centaines de marqueurs canins ont été isolées et caractérisées (30-32). Cette méthodologie maîtrisée au CNRS de Rennes a permis la construction de cartes de plus en plus riches en marqueurs polymorphes (microsatellites) ou en gènes (33-36). Ces hybrides cellulaires, distribués à la communauté internationale s'intéressant à la génétique canine, ont servi à produire des cartes de référence pour la cartographie de ce génome ainsi que pour la localisation de gènes candidats ou impliqués dans des anomalies génétiques spécifiques de races.

Avec une résolution moyenne de 1 marqueur par mégabase, la carte RH (Radiation Hybrid) (36) comportant 3 270 marqueurs (Figure 1) a fourni un outil majeur pour la localisation et l'identification des gènes morbides impliqués dans les différentes affections à composantes génétiques. En outre, l'identification précise des régions de conservation ou de rupture de synténie entre les génomes humain et canin offre la possibilité formelle d'enrichir la connaissance mutuelle de chaque génome, mais également d'appliquer à l'autre espèce les résultats d'identification de régions ou de gènes impliqués dans une maladie homologue. L'ensemble de ces données de cartographie est disponible sur le site web de l'équipe (4).

En 2003, a été débutée la réalisation d'une carte à haute densité comprenant plus de 10 000 marqueurs correspondant à des gènes canins identifiés à partir d'un séquençage aléatoire d'une redondance de 1,5X (37) et pour lesquels les gènes orthologues humains sont tous identifiés. Cette carte, a été construite selon les mêmes méthodes que les cartes précédentes, mais avec un nouveau panel d'hybrides d'irradiation plus résolutif (cellules canines irradiées à 9 000 rads). Cette carte à haute résolution est le fruit d'un travail associant l'UMR 6061 du CNRS de Rennes à trois autres équipes : celle du FHCRC à Seattle, WA (Dr E. Ostrander), celle du TIGR à Rockville, MA (Dr E. Kirkness) et celle du Sanger Center à Hinxton, GB (Dr P. Deloukas). Au-delà de son utilisation pour des expériences de clonage positionnel, cette nouvelle carte a servi, peu après sa construction, de trame pour l'assemblage de la séquence du génome canin.

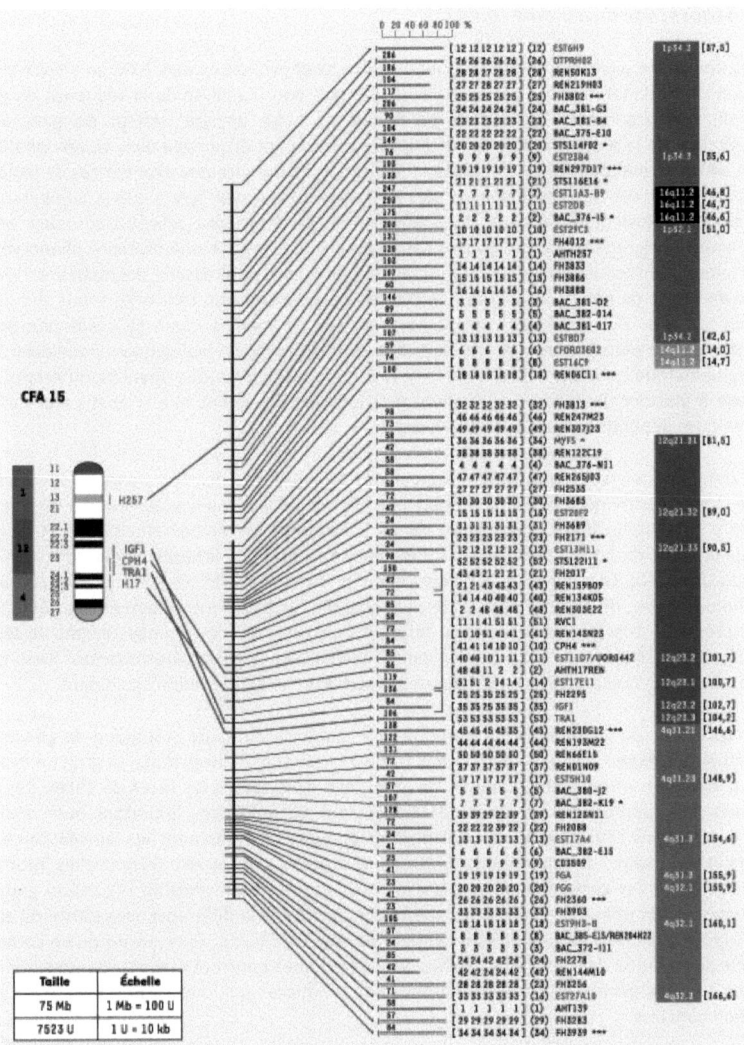

Figure 1. Cartographie du génome du chien : carte d'hybride d'irradiation du chromosome 15 (CFA15). L'idéogramme du chromosome 15 est représenté sur la gauche de la figure. La localisation cytogénétique de marqueurs figurés en bleu et rouge permet d'orienter la carte d'hybride d'irradiation (RH) le long du chromosome. À la gauche de l'idéogramme, les boîtes colorées correspondent aux segments humains conservés au cours de l'évolution (HSA1,12,4) identifiés par coloriage chromosomique réciproque homme/chien. La carte RH est symbolisée par un trait vertical à la droite duquel la position de chaque marqueur est reportée. La longueur des traits correspondant à un pourcentage (en haut) représente le support statistique du positionnement des marqueurs. Les chiffres entre 2 traits indiquent les distances entre 2 marqueurs en unités (voir la correspondance entre U et kilobases dans l'encadré en bas à gauche). Les chiffres entre crochets indiquent les positions des marqueurs et à droite est figuré le nom du marqueur. Les boîtes colorées situées à droite des marqueurs illustrent les régions du génome humain correspondant au chromosome canin, identifiées par la carte RH. À l'intérieur des rectangles sont indiquées les positions des gènes orthologues humains. Les chiffres entre crochets indiquent leur position en mégabases, chez l'homme (36, 4).

✓ *Séquençage du génome canin (2)*

La communauté scientifique s'intéressant au chien avait produit en juin 2002 un « Livre blanc » à l'intention du National Institute of Health (NIH) plaidant pour l'analyse de la séquence du génome canin (38). Les arguments développés en faveur de cette analyse étaient de trois ordres : l'interprétation de la séquence du génome humain, maintenant disponible dans sa version définitive (version 34 du 10 mai 2004 (39)), nécessite la réalisation de nombreuses expériences de biologie qui doivent s'appuyer sur des prédictions et des hypothèses de travail que seule la comparaison des séquences de plusieurs génomes de mammifères et d'espèces placées sur des branches phylogéniques différentes peut produire ; par ailleurs, le chien offre une diversité phénotypique et comportementale incomparable, dont il serait extrêmement intéressant de mettre en évidence l'origine en terme de gènes ou d'allèles ; enfin, les chiens payent un très large tribut aux maladies génétiques simples et complexes : de ce point de vue, le modèle canin se positionne de façon différente et complémentaire par rapport aux autres modèles biologiques classiques (levure, mouche, nématode, poisson zèbre, souris ou rat) qui, placés dans des phylums différents, aident davantage à élucider des questions relatives à la fonction des gènes que relatives aux variabilités phénotypiques dépendant des allèles en présence.

Ces arguments et les connaissances accumulées au cours des dernières années sur la carte du génome canin ont amené le NIH à budgétiser une analyse de la séquence du génome du chien, sous la forme d'un shotgun d'une redondance de 7X (c'est-à-dire un recouvrement moyen de chaque région génomique de 7 fois). Cette analyse a été réalisée au sein du Whitehead Institute (Cambridge, MA, États-Unis) (40). Le génome analysé est celui d'un boxer femelle sélectionné pour son très fort taux d'homozygotie, de façon à réduire le plus possible les problèmes d'assemblage que pourrait créer la présence trop fréquente d'allèles différents. L'acquisition des données brutes de séquence (35 millions de séquences à assembler pour reconstituer les 38 chromosomes ainsi que les chromosomes X et Y) est terminée et la phase d'assemblage et d'annotation également.

Le séquençage du génome canin a produit une séquence de haute résolution du génome d'un boxer femelle nommée Tasha. En comparant Tasha à beaucoup d'autres races, le projet a également permis d'identifier un ensemble complet de SNPs utile dans toutes les races de chien. Ces bornes génétiques très rapprochées les unes des autres sont un point très important pour la mise en évidence des gènes responsables de maladies génétiques. En comparant les lignées de chien, de rongeurs et d'humains, des chercheurs du Broad Institute ont découvert de nouvelles informations passionnantes sur les gènes humains, leur évolution, et les mécanismes de régulation gouvernant leur expression. En utilisant les SNPs, les chercheurs décrivent la différence saisissante d'haplotype entre des races de chien et la population entière de chien. En outre, ils prouvent qu'en comprenant le modèle de variation dans les races canines, les scientifiques pourront élaborer des expériences sur la cartographie de gènes responsables de maladies complexes qu'il est difficile de réaliser dans la population humaine.

I – 3.6. Avenir du chien comme modèle d'étude

On a vu que la grande richesse du modèle canin réside dans son polymorphisme phénotypique et comportemental, ainsi que dans sa susceptibilité variable vis-à-vis de nombreuses maladies complexes comme les cancers ou les maladies cardiovasculaires, spécifique de chaque race ou groupe de races, et que les chiens partagent avec l'homme (41). On ne peut donc que se réjouir que le chien ait été choisi par le NIH pour être le quatrième mammifère à bénéficier de séquençage haute résolution de son génome, et de voir l'intérêt du modèle canin ainsi reconnu. Et celui-ci, grâce aux nombreux outils de génétique moléculaire, pour une grande partie déterminés au CNRS de Rennes et maintenant disponibles, ainsi qu'à la richesse des phénotypes ségrégant de façon spécifique dans de nombreuses races, va prendre toute sa puissance pour «disséquer» les relations phénotype/génotype.

Cette ressource est en cours de validation par l'analyse des fréquences de chaque allèle ainsi identifié dans chaque race, et des analyses de déséquilibre de liaison sur la transmission de caractères phénotypiques normaux particuliers ou pathologiques dans des populations canines bien choisies. Les résultats de ces analyses devraient permettre d'identifier les régions génomiques soumises, au cours de la création des races, à une pression sélective forte résultant de la sélection de certains caractères, phénotypiques ou autres, mais ayant aussi entraîné la co-sélection de caractères pathologiques.

L'identification de ces régions chez le chien devrait être directement transférable au génome humain. De fait, si l'on effectue chez l'homme des analyses de déséquilibre de liaisons capables d'identifier des régions d'intérêt, l'approche y est beaucoup plus lourde et difficile d'interprétation, essentiellement en raison de la structure de la population humaine dans laquelle le brassage des gènes est très important. À l'inverse, la structure morcelée de la population canine, où à chaque race correspond un isolat génétique, constitue une alternative unique propre à ce modèle. En effet, les premiers résultats d'analyse d'un certain nombre d'haplotypes montreraient qu'un SNP en moyenne toutes les 50 kilobases pourrait être suffisant pour effectuer des études génétiques de déséquilibre de liaison, alors qu'une densité en SNP dix fois supérieure serait nécessaire chez l'homme. Ainsi, des analyses génétiques automatisées, qui requièrent des populations relativement homogènes et quelques 500 000 SNP chez l'homme, pourraient se faire avec des populations bien plus "homogènes" et seulement 50 000 SNP chez le chien.

Même si l'intérêt pour l'homme paraît évident, il ne faut pas oublier le chien lui-même pour qui ces recherches apporteront une avancée évidente en permettant de diminuer au maximum la prévalence de nombreuses maladies génétiques, par le développement et l'utilisation de tests génétiques. La découverte de chaque mutation entraînant une maladie permettra de comprendre le mécanisme pathologique et ainsi d'adapter le traitement médical, et peut être même réaliser des thérapies géniques.

I – 4. Méthodologie d'identification de gènes (42):

Pour aborder la recherche d'un gène inconnu dans une maladie génétique, cette dernière doit être identifiable cliniquement de façon fiable. De plus, son incidence dans une race ou une famille de chiens doit être significative, et les animaux doivent être suivis par un vétérinaire ou leurs propriétaires qui notent les différentes manifestations symptomatiques liées à l'affection.

Ces recherches s'appuient sur des méthodes de génétique moléculaire et sur les connaissances récemment acquises sur le génome du chien.

Recherche de gènes responsables de maladies génétiques :

1. La connaissance de la maladie : clinique et mode de transmission

Nécessité de **pedigrees informatifs** (individus sains et malades)

2. La disponibilité de marqueurs génomiques liés au gène

Nécessité d'une **carte du génome d'intérêt**

I – 4.1. Cytogénétique

La méthode à la fois la plus classique et la plus ancienne est une méthode physique : c'est l'utilisation d'indices cytogénétiques, c'est-à-dire des anomalies chromosomiques visibles sur le caryotype (Patterson *et al*, 1966).

Lorsqu'une portion chromosomique est absente de certains caryotypes et qu'on retrouve systématiquement sur les mêmes animaux l'affection héréditaire, on peut suspecter un rapport entre cette région génomique et la maladie.

La précision de cette approche n'est cependant pas satisfaisante au niveau moléculaire, puisqu'elle ne spécifie la localisation qu'à 5 à 15 Mb près. Il est alors nécessaire d'inspecter plus distinctement la région en question pour rechercher la localisation du gène morbide. Cependant, des méthodes récentes d'hybridation de sondes fluorescentes directement sur chromosomes en métaphase, permettent d'atteindre des résolutions de l'ordre du mégabase, voir de quelques centaines de kilobases, avec des "artifices" d'étirement des chromosomes.

I – 4.2. Clonage positionnel

Appelée autrefois *génétique inverse*, cette méthode consiste à rechercher la région chromosomique contenant le gène responsable de l'affection génétique, puis la ou les mutations responsables. Le clonage positionnel est une méthode précise et sûre, mais elle est lourde et assez longue : elle peut prendre plusieurs années, depuis l'approche régionale jusqu'au séquençage du gène.

Le clonage positionnel s'effectue en 3 étapes qui, progressivement, permettent d'approcher le gène recherché. Il est nécessaire, avant d'aborder la première étape, d'avoir une carte comportant de nombreux marqueurs du génome canin. Ceci explique pourquoi il n'y a qu'une quarantaine de gènes et leurs mutations responsables d'affections génétiques connus chez le chien actuellement. En effet, des cartes et la séquence ne sont disponibles et utilisables que depuis peu de temps.

1. La première étape est l'analyse de liaison génétique : c'est la recherche d'un lien entre les individus atteints et certains marqueurs du génome. Il faut trouver des marqueurs informatifs, c'est-à-dire assez polymorphes pour pouvoir distinguer les chromosomes porteurs du gène anormal et suivre leur transmission au sein d'une famille ou d'une population. Il faut qu'ils soient assez proches du gène morbide pour co-séréger avec lui à une fréquence très élevée. Cette première étape aboutit à l'identification d'un locus, qui peut contenir plusieurs dizaines de gènes.

2. La deuxième étape consiste à la mise en évidence du gène en question dans le locus.

3. La troisième étape consiste alors, dans le gène en question, à préciser la ou les mutation(s) qui provoquent la maladie, et à démontrer que ce sont bien les mutations causales.

✓ *Mise en évidence d'un locus contenant le gène d'intérêt*

Pour effectuer cette première étape du «clonage positionnel», 2 méthodes sont utilisées :

- <u>*Dans une famille : liaison génétique (marqueurs microsatellites)*</u>

Une «liaison génétique» entre le phénotype «malade» et une région du génome est recherchée. Pour cela, il faut travailler sur des pedigrees dits «informatifs», c'est-à-dire correspondant à des familles d'au moins 3 générations, comportant des individus sains et des atteints et des fratries complètes.

Des échantillons sanguins doivent être prélevés et les liens de parenté doivent être scrupuleusement notés et vérifiés (sur les papiers officiels comme le LOF et par test génétique d'identité).

C'est ici que la disponibilité d'un grand nombre de marqueurs s'avère nécessaire ainsi que la disponibilité des familles les plus informatives possibles ; ainsi les conclusions seront statistiquement plus fiables. Attention, il faut être tout à fait certain que les individus dits «atteints» souffrent bien de la même affection, bien définie cliniquement. S'il le faut, le vétérinaire doit garantir cette condition grâce à des examens complémentaires. Le gène morbide est théoriquement hérité avec les marqueurs si le taux de recombinaison (θ) entre eux est inférieur à 50%, avec un Lod Score théorique supérieur à 3 (cette valeur statistique logarithmique indique dans ce cas qu'il n'y a qu'une chance sur mille de se tromper si on conclue à une liaison). Ainsi, les équipes de recherche peuvent espérer encadrer progressivement le locus morbide dans un intervalle de quelques Mb, l'idéal étant de l'encadrer de part et d'autre pour s'affranchir du risque de recombinaison entre les marqueurs et le locus. Avec cette méthode, un pedigree informatif de près de 100 chiens dont 20 atteints, et l'étude de 300 marqueurs (des microsatellites répartis de façon équidistante sur tous les chromosomes) suffisent théoriquement pour mettre en évidence un locus (Lin et al, 2002).

- *Dans une population non apparentée : déséquilibre de liaison (marqueurs SNP)*

Ces études peuvent aussi porter non pas sur une famille connue (pedigree) mais sur un ensemble d'individus non apparentés ; elles demandent l'analyse de beaucoup plus de chiens et de beaucoup plus de marqueurs, mais ne requièrent pas la nécessité de construire un pedigree. Il faut mettre en évidence un déséquilibre de liaison entre les marqueurs et l'affection, c'est-à-dire une association entre l'affection et certains allèles des marqueurs étudiés grâce à des études statistiques. Lorsque des marqueurs (ou un haplotype) co-ségrégés préférentiellement avec l'allèle morbide ont été mis en évidence, il existe un déséquilibre de liaison entre ces marqueurs et l'affection : le groupe de marqueurs co-ségrégés est appelé «haplotype de liaison».

Ces études sont menées sur de grands échantillons de la population et sur un grand nombre de marqueurs. L'idéal est le recrutement d'une centaine de chiens atteints et une centaine de chiens sains, ainsi que l'étude de plusieurs milliers de marqueurs de type SNPs (idéalement quelques 50 000, avec des méthodes automatisées).

✓ *Inventaire des gènes de la région*

Aujourd'hui, l'accès à la séquence du chien et à celle d'autres espèces permet de dresser un inventaire assez précis des gènes présents dans une région donnée (un locus). D'autre part, il est toujours possible de s'aider de la séquence humaine -très bien décryptée maintenant- pour trouver les gènes correspondant chez le chien (gènes dits «orthologues»). En effet, les connaissances sur les portions orthologues entre les génomes canin, humain et murin sont en constante augmentation et ce point est en cours d'analyses poussées au CNRS de Rennes (thèse de doctorat de T. Derrien).

Un certain nombre de gènes qui seront susceptibles d'être responsables de l'affection, les «gènes candidats» peuvent ainsi être détectés, en fonction de leur positionnement sur le génome ou du métabolisme de leur protéine par l'analyse de leur expression (présence d'ARNm ou de la protéine), ce qui demande la réalisation de prélèvements adéquats.

I – 4.3. Couplage des méthodes de clonage positionnel et gène candidat

Grâce aux cartes génomiques, de nombreux marqueurs proches des gènes candidats sont parfois identifiés et ordonnés ; dans ce cas, ils sont choisis préférentiellement aux autres pour les analyses de liaison. Ceci accélère grandement l'approche *candidat positionnel*, et permet de restreindre l'intervalle d'étude des analyses de liaison à un ou quelques loci, voire un ou quelques chromosomes.

I – 5. Démarche à suivre dans l'étude d'une anomalie génétique
(42)

Il s'agit, dans un premier temps, de confirmer s'il s'agit bien d'une affection à déterminisme génétique. Ensuite, une démarche rigoureuse est nécessaire pour ne pas tomber dans le piège d'un diagnostic trop «vague», et une mauvaise interprétation des résultats.

I – 5.1. Diagnostic du vétérinaire praticien

Quand le vétérinaire est amené à suspecter une affection génétique, il doit impérativement préciser les symptômes observés, le nombre d'individus atteints, la gravité plus ou moins variable de l'affection, déterminer l'âge d'expression de l'affection, si la maladie touche d'autres membres de sa famille...

En accumulant les renseignements sur chaque chien, le vétérinaire peut faire un premier tri entre les «atteints», les «asymptomatiques» et les cas «douteux».

Si le gène et la mutation sont connus et qu'un test génétique est déjà commercialisé, le praticien peut conseiller de le réaliser ; si, au contraire, aucun test génétique n'existe, un protocole de recherche génétique peut être envisagé, en collaboration avec un centre de recherche. La démarche du vétérinaire praticien (aux côtés de l'éleveur) se déroule alors en 4 étapes :

I – 5.2. Construction d'un arbre généalogique

Après une première collecte d'informations (souvent auprès de l'éleveur), le praticien doit établir un arbre généalogique (appelé aussi *pedigree*) de la famille touchée par l'affection. Celui-ci permet d'identifier le(s) mode(s) de transmission possible(s) de l'affection. Il est important de bien différencier les individus atteints des individus indemnes, et de noter ceux dont le statut par rapport à l'affection est inconnu (individus perdus de vue, symptômes non interprétables, mort-nés,...).

De plus, le diagnostic de l'affection devra reposer sur un diagnostic différentiel très fiable réalisé par un vétérinaire, afin qu'il n'y ait pas d'individus déclarés atteints qui soient en réalité sains (les «faux positifs»), ni de «faux négatifs» ; en effet, ceux-ci fausseraient gravement l'étude de l'arbre généalogique et les analyses génétiques qui en découlent.

I – 5.3. Collecte des échantillons

Chaque individu prélevé doit être identifié, et les commémoratifs le concernant doivent être recensés : âge d'apparition des symptômes, gravité de l'affection, différence de symptomatologie selon les individus,... De plus, les liens de parenté entre les individus observés sont notés, et examinés (c'est pour cela qu'il est préférable de travailler avec des animaux inscrits au L.O.F. dont l'identité et l'ascendance peuvent être vérifiées grâce à l'identification génétique).

Après avoir récolté toutes ces informations, le vétérinaire réalise une prise de sang sur anticoagulant (EDTA) ou un frottis buccal de chaque chien. Tout échantillon (sang ou cellules de la muqueuse buccale) contient des cellules à partir desquelles l'ADN de l'individu pourra être extrait.

I – 5.4. Analyses du laboratoire de recherche

Le vétérinaire est chargé d'envoyer les prélèvements et une copie des documents d'identification (LOF, certificat d'identification par transpondeur, carte de tatouage, test de paternité,...) au laboratoire de recherche qui étudie l'affection.

Au laboratoire, la recherche du ou des gènes responsable(s) peut se faire par les deux approches précitées. De plus, s'il existe des gènes candidats évidents, leur implication dans la pathogénie est d'abord recherchée.

I – 5.5. Mécanismes de transmission

A partir du pedigree, le mode de transmission de l'affection peut être identifié, soit par l'étude des proportions attendues de chiens atteints, porteurs... comparées aux proportions observées, soit grâce à des logiciels statistiques complexes. Selon les probabilités pour un individu d'être atteint dans le pedigree, ou selon les similarités avec des schémas de transmission déjà connus, un mode de transmission pourra être proposé.

✓ *Monogénique ou polygénique ?*

La première étape consiste à savoir si le caractère est porté par un gène ou par plusieurs gènes (maladie monogénique ou polygénique). Dans le cas d'une maladie monogénique, une anomalie d'un seul gène a des répercutions morbides sur tout un type de cellules, puis sur l'organisme entier. Une maladie monogénique se repère par sa transmission «mendélienne» avec des proportions de chiens atteints bien définies en théorie.

Par contre, les maladies polygéniques sont plus complexes à analyser puisqu'elles sont soumises à l'intervention de plusieurs gènes qui interagissent entre eux jusqu'à déclencher une affection. Ainsi pour ce mode de transmission, aucune proportion ne peut être prévue pour la descendance.

Par exemple, dans le cas de la dysplasie de la hanche chez le chien, plusieurs gènes interviennent pour développer l'affection (Maki *et al*. 2004). Il en est de même pour certains cancers (Thomas *et al*. 2003). De nombreuses recherches sont en cours, qui vont peut-être permettre de mieux comprendre et mieux appréhender les mécanismes de contrôle de ces maladies polygéniques.

✓ *Lié au sexe ou autosomique ?*

Si le caractère est monogénique, on doit déterminer s'il est lié à l'X (c'est-à-dire si le gène responsable est sur le chromosome X) ou sur le chromosome Y (plus rare car il comporte peu de gènes), ou porté par un des autosomes (chromosomes 1 à 38, non sexuels).
Lorsque l'allèle morbide est situé sur le chromosome X, les femelles (possédant 2 chromosomes X) peuvent avoir 2 allèles du gène (hétérozygotes), ou un seul allèle en deux exemplaires (homozygote).

Elles peuvent donc être porteuses saines, atteintes, ou saines. Les mâles n'ont qu'un seul allèle, puisqu'un seul chromosome X ; ils seront donc soit sains, soit atteints (dans le cadre d'affections récessives ou dominantes). On dit que le caractère est lié au sexe, ou «lié à l'X».

La déficience immunitaire sévère ou encore la dégénérescence des photorécepteurs du Husky sibérien et du Samoyède sont des affections liées à l'X (Acland *et al*, 1994).

✓ *Dominant, récessif ou codominant ?*

Que le caractère soit lié à l'X ou autosomal, son mode de transmission peut être :
  ➢ dominant : tous les individus porteurs d'un allèle morbide (au moins) sont atteints, c'est le cas de la dégénérescence des photorécepteurs chez le Mastiff et le Bull Mastiff (Kijas *et al*, 2003). Chez le chien, les affections à transmission dominante restent rares par rapport aux récessives (Patterson, 2000).
  ➢ récessif : pour être atteint, un individu doit posséder 2 allèles morbides (homozygote) ; s'il n'en possède qu'un (hétérozygote), il est dit «porteur asymptomatique», ou «porteur sain».
C'est le cas de 70% des affections génétiques canines dont le gène a été identifié (Patterson, 2000), comme la narcolepsie, l'hémophilie B, les maladies de surcharge, ainsi que de nombreuses affections oculaires (Giger et al, The dog and its genome, 2006).
  ➢ codominant : le phénotype de l'hétérozygote est intermédiaire entre les 2 phénotypes des parents homozygotes.
C'est le cas de la dysplasie des photorécepteurs (pd) du Schnauzer nain, chez qui une transmission récessive et une transmission avec dominance partielle ont été observées (Zhang *et al*, 1999).

Dans le cas d'un allèle «A» dominant, et d'un allèle «a» récessif (au même locus) pour un croisement de deux individus porteurs asymptomatiques au génotype [Aa] et [Aa] : (les génotypes correspondant aux individus atteints sont soulignés).

Si A correspond à l'allèle sain :

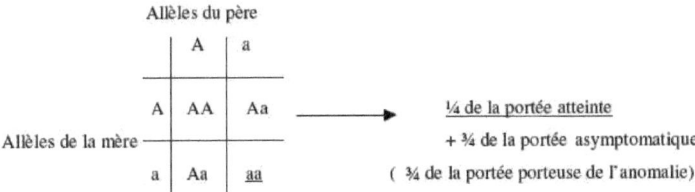

Si A correspond à l'allèle morbide :

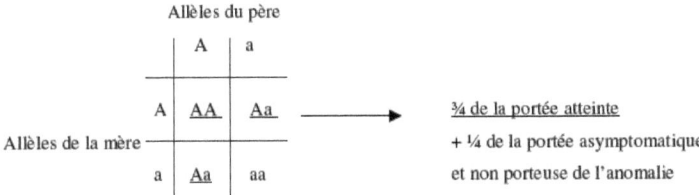

Dans le cas d'un croisement entre un individu atteint, homozygote [AA] avec un individu sain non porteur de l'anomalie [aa], (A étant l'allèle morbide) :

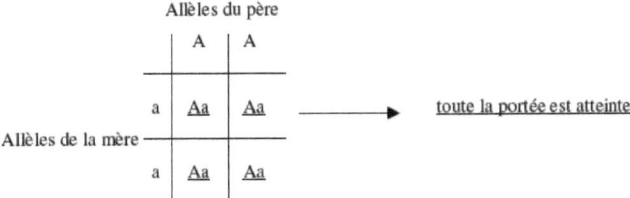

Dans le cas de figure le plus favorable, une maladie dominante avec une apparition précoce et une identification clinique aisée est assez simple à éliminer d'une race : il faudrait écarter de la reproduction les sujets atteints. Ceci permet théoriquement d'assainir un élevage en une génération (Willis, 1989).

Le procédé est plus complexe avec des affections récessives : la première étape consiste à déterminer si le mode de transmission est bien récessif. Pour cela, il faut disposer de nombreux cas et d'une étude sur une famille nombreuse assez informative. Ensuite, il faut être prudent quant à la mise à l'écart de sujets porteurs de façon à ne pas restreindre trop rapidement la diversité génétique de la race.

✓ *Pénétrance et expressivité*

Pour chaque type de transmission, la pénétrance et l'expressivité du caractère étudié sont le reflet de son expression.

- La pénétrance est le pourcentage d'individus d'un génotype donné exprimant le phénotype correspondant à ce génotype (par exemple, si tous les chiens homozygotes pour une mutation donnée sont atteints, on dit que la pénétrance est complète; si seulement 70 % des chiens homozygotes pour cette mutation sont atteints, on dit que la pénétrance est incomplète, et cela révèle soit l'implication d'autres gènes, soit des facteurs environnementaux déclenchants, la mutation est alors nécessaire, mais pas suffisante).

- L'expressivité est l'intensité de réalisation du phénotype quand il se manifeste.

Si un de ces deux paramètres est variable pour un caractère donné, il sera plus difficile d'identifier les individus atteints puisque l'expression de l'affection variera selon les individus. De plus, il existe des «gènes modificateurs» qui modifient l'expression d'un caractère, déterminé effectivement par un gène majeur. Les gènes modificateurs peuvent faire varier la pénétrance et l'expressivité du gène majeur. Dans le cas extrême où l'expression d'un allèle est modifiée par la présence d'un autre allèle, on parlera d'épistasie. Le phénomène d'épistasie est observé et largement décrit pour le déterminisme génétique des couleurs de robes canines et félines (Nicholas, 2000).

I – 5.6. Maladies polygéniques

Ce sont les affections les moins bien connues car elles mettent en jeu plusieurs gènes morbides : des gènes majeurs et des gènes mineurs (ces derniers n'intervenant que peu dans le déterminisme de l'affection), plusieurs gènes majeurs ou uniquement des gènes mineurs.

En réalité, les gènes dits «mineurs» seraient plus précisément des «gènes de prédisposition» c'est-à-dire des gènes dans lesquels des variations nucléotidiques seraient nécessaires mais non suffisantes pour déclencher la maladie.

Le caractère polygénique d'une maladie est plus difficile à démontrer de part sa complexité, chez le chien comme chez l'homme. Avec le chien, comme nous l'avons évoqué précédemment, la sélection d'allèles particuliers dans des races différentes, provoquant les mêmes maladies génétiques, permet plus facilement d'identifier les différents gènes qui pourraient être mutés, ensemble (vraie maladie multigénique) ou séparément (entités cliniques identiques, mais cause génétique unique). De plus, la possibilité d'étudier génétiquement des races canines phylogénétiquement proches, l'une prédisposée, les autres ne l'étant pas, apporte une aide considérable dans la recherche de gènes de susceptibilité pour des maladies complexes.

I – 6. Notre modèle d'étude [43, 44]

I – 6.1. Le Grand Bouvier Suisse

✓ *Origine*

En 1908, à l'occasion d'une exposition canine à Langenthal qui commémorait les 25 ans d'existence de la Société cynologique suisse (SCS), on présentât au Professeur A. Heim, grand promoteur des races de bouvier suisses, deux bouviers bernois à poils courts. Il reconnut en eux des survivants des grands mâtins de bouchers ou grands bouviers en voie de disparition, dont les ancêtres étaient anciennement largement répandus dans toute l'Europe et qui étaient employés comme chiens de protection ou de trait ou comme bouviers (chiens de berger). En 1909, ils furent reconnus en qualité de race distincte par la SCS et inscrits au volume 12 (1909) du Livre des origines suisse (LOS). En 1912 le «Club suisse du Grand Bouvier Suisse» fut créé dans le but de promouvoir l'élevage de pure race de ce chien. Ce n'est que le 5 février 1939 que le standard fut publié pour la première fois par la FCI (Fédération Cynologique Internationale).

Aujourd'hui, ce chien est également élevé dans d'autres pays européens et aux Etats-Unis et il est tout spécialement apprécié comme chien de famille à cause de son caractère calme et fiable.

✓ *Description*

Il s'agit d'un chien tricolore robuste doté d'une ossature solide et d'une musculature bien développée. Malgré son poids et sa taille, il est actif et fait preuve d'une endurance remarquable.
Il fait en moyenne 60-72 cm au garrot pour un poids de 59-60 kg.

✓ *Tempérament*

Les GBS sont des chiens posés, vigilants et protecteurs, mais pas agressifs. Envie et amour de faire plaisir, ils sont d'excellents compagnons pour les enfants. Loyaux et affectueux, ils s'entendent en général bien avec les autres animaux de compagnie.

✓ *Problème de santé*

Comme tous grands chiens, le GBS est prédisposé aux dilatations gastriques et à la dysplasie de hanches. Beaucoup de GBS ont également un distichiasis, et certaines lignées présentent des problèmes d'épilepsie et des désordres digestifs.

I – 6.2. L'épilepsie chez le Grand Bouvier Suisse

Ainsi que reporté dans la gazette de l'American Kennel Club (45), diverses maladies héréditaires affectent le GBS et sont un danger non négligeable pour l'avenir de la race. Parmi les plus connus on retrouve l'épilepsie, la dilatation et la torsion d'estomac ainsi que la dysplasie de hanches. Il existe de nombreux facteurs qui font de l'épilepsie une maladie inquiétante pour les éleveurs.

L'âge moyen de décès pour les dilatations – torsions d'estomac chez le GBS est de 9 ans. Cependant, pour l'épilepsie, il est de 3,75 ans. Bien que l'épilepsie idiopathique canine se développe en général après deux ans d'âge, l'apparition chez nos GBS paraît être plus tardive. Un déclenchement tardif de la maladie est particulièrement gênant pour les éleveurs puisqu'un chien aura pu reproduire déjà plusieurs fois avant d'être identifié comme porteur ou atteint. Malheureusement, il n'existe aucun test pour déterminer si un chien est atteint ou porteur jusqu'à ce qu'il développe la maladie, produise une descendance épileptique ou qu'un des ses parents se révèle épileptique.

Du point de vue des éleveurs, l'épilepsie est un grand challenge. Bien souvent, le GBS répond mal au traitement médical (aussi bien allopathique qu'homéopathique) et continue à faire des crises malgré une augmentation des doses. Ces médicaments ont un fort potentiel toxique et des effets secondaires ce qui nécessite un suivi régulier. La prise en charge d'un chien épileptique est très lourde et compliqué et a ainsi souvent un impact sur le mode de vie de son propriétaire.

Aux Etats-Unis, le docteur Georges Padgett, a analysé le rapport de santé de la race et a conclu qu'au moins 39% des GBS américains seraient porteurs de l'anomalie. Une priorité dans la race serait donc de diminuer ce nombre ; c'est pourquoi, le GSMDCA (Greater Swiss Moutain Dog Club of America) participe activement à la recherche sur l'épilepsie. Ses membres ont d'ailleurs soumis un nombre important de prélèvements (plus de 650) à la Banque d'ADN de l'université du Missouri, en vue d'études génétiques sur l'épilepsie. L'organisation américaine, entre les éleveurs, les Clubs et l'AKC (American Kennel Club) est très efficace, en effet, en quelques années, le GSMDCA a reçu la permission du centre d'information sur la santé canine (CHIC) pour ajouter à la base de données du CHIC, des cas d'épilepsie avérés par des vétérinaires. En plus, le club possède une base de données sur la santé des chiens qui bientôt listera les chiens atteints d'épilepsie.

Malheureusement, ce n'est pas le cas en France, même si plusieurs éleveurs, les plus consciencieux et conscients du problème, sont très coopérants, la collecte d'échantillons nécessaires à la recherche reste difficile en France.

II - Matériels et méthodes

II – 1. Bases de travail :

II – 1.1. Collecte du pedigree

Ce travail a en fait été initié grâce à un éleveur ayant observé pendant quelques années et avec certains de ses reproducteurs, une transmission "quasi" monogénique, récessive de l'épilepsie. Face à ce constat et grâce à la collaboration très efficace de cet éleveur, nous avons commencé à collecter des prélèvements sanguins et les informations cliniques et généalogiques se rapportant à ces animaux.

La méthode de collecte a été simple puisque nous avons contacté tout d'abord l'ensemble des éleveurs de GBS par courrier, puis par téléphone pour ceux qui nous avaient répondu. Ces éleveurs nous ont fourni la généalogie de bon nombre de leurs chiens (au travers de leur pedigree) ainsi que les coordonnées des propriétaires de GBS issus de leur élevage afin que nous puissions les contacter.

Nous sommes ainsi parvenus à dessiner un pedigree de 1095 GBS. A partir des renseignements fournis par ces éleveurs nous avons contacté les propriétaires de GBS afin de leur demander le statut médical de leur chien ainsi que, s'ils l'acceptaient, un prélèvement de sang réalisé par leur vétérinaire traitant. Lors de l'entretien téléphonique avec les propriétaires, nous avons veillé à ne pas les alerter, même si la plupart était déjà au courant des problèmes d'épilepsie dans cette race. Les vétérinaires quant à eux étaient pour la plupart très contents de participer à une étude de ce genre, et souhaitaient même être tenus au courant.

II – 1.2. Extraction d'ADN

Nous avons joint les vétérinaires des chiens que nous souhaitions prélever afin de leur demander d'effectuer une prise de sang d'environ 5 mL sur tube EDTA (anticoagulant). A partir de là, nous réalisions une extraction de l'ADN génomique grâce au kit Nucleospin (Macherey-Nagel) [Annexe 1] qui nous donne environ 400 µL d'un concentré d'ADN génomique de chaque chien.

Le principe de base est simple, avec cette méthode, l'ADN génomique est extrait à partir de sang pur, de cultures de cellules, de sérum, de plasma ou n'importe quels autres fluides corporels. La lyse est obtenue par incubation du sang total dans une solution contenant de nombreux ions, un détergent et mis en présence de protéinase K. Les conditions appropriées pour réaliser la liaison de l'ADN aux membranes de silice sont obtenues par addition d'éthanol au lysat. Le processus de liaison à la colonne de silice est réversible et spécifique des acides nucléiques. L'étape de lavage réduit efficacement les contaminations. L'ADN génomique pur est finalement élué et soumis à des conditions de faible force ionique dans un tampon d'élution légèrement alcalin.

Pour chaque échantillon, on réalise un dosage au Nanodrop de l'ADN (à partir d'1,2 µL seulement) pour vérifier que l'extraction s'est bien déroulée (concentration suffisante), et si c'est le cas, on peut jeter le reste de l'échantillon sanguin ou le stocker au congélateur en «secours».

Le kit d'amplification d'ADN GenomiPhi [Annexe 5] réalise une amplification de tout le génome, ce qui permet de réaliser un grand nombre de tests à partir de petites quantités de départ. Ce kit utilise des ADN polymérases des bactériophages Phi29 pour amplifier exponentiellement des simples ou doubles brins d'ADN, de façon conservative et globale.

II – 1.3. Base de données

Ces extraits sont identifiés, congelés et rangés. Le CNRS de Rennes réalise ces extractions d'ADN sur des prélèvements de chiens de toutes races, créant ainsi une base de données d'ADN de chiens de toutes races et toutes maladies génétiques comprises, accessible à tous. Ces prélèvements sont effectués par des vétérinaires qui pour la plupart s'intéressent à la recherche en génétique, et ce avec le consentement des propriétaires des chiens. Pour tous les chiens de la base de données, le laboratoire essaie de recueillir le plus d'informations sur la généalogie de l'individu et sur son statut médical ; ainsi les prélèvements peuvent être utilisés pour n'importe quel type de recherche ; pour cela le laboratoire envoie systématiquement un protocole général de prélèvement [Annexe 6], et pour nos GBS, un plus spécifique [Annexe 7].

II – 2. Pedigree – Cyrillic (46)

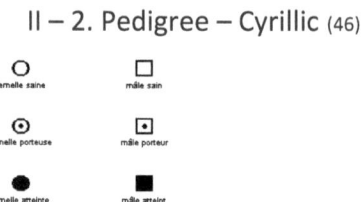

Les individus distingués par une flèche sont ceux dont nous avons les prélèvements sanguins et donc les ADN au CNRS.

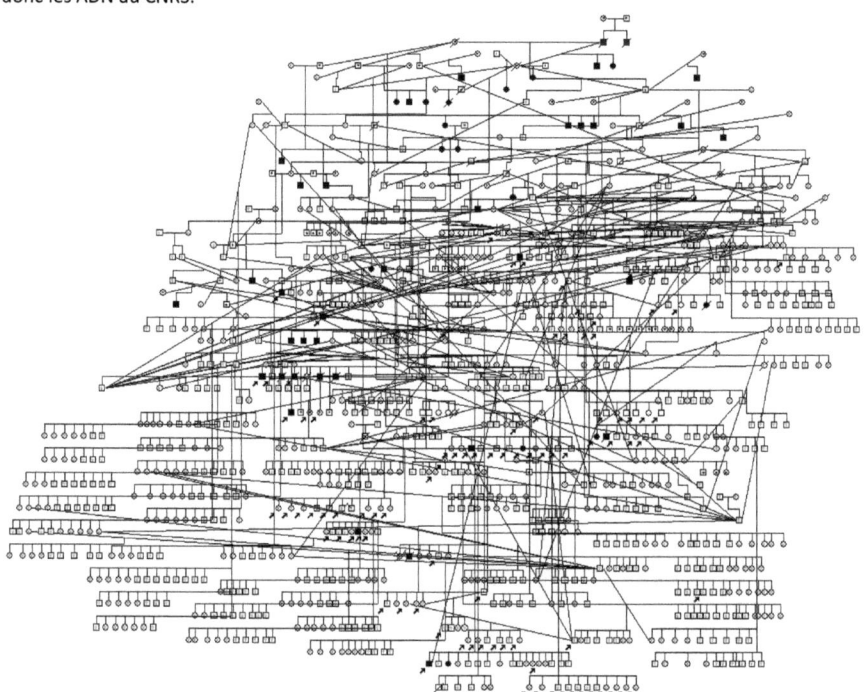

Cyrillic 2 est plus qu'un programme de dessin d'arbres généalogiques. C'est aussi un système utile de gestion des données généalogiques et génétiques. Les utilisateurs peuvent stocker des informations essentielles sur différents patients et leurs familles, et peuvent montrer cette information sur le schéma du pedigree. Les potentialités du logiciel sont les suivantes :
- Contrôler les données de la maladie : marqueurs, allèles, phénotypes,
- Jusqu'à 10000 individus par famille,
- Jusqu'à 250 marqueurs par chromosome,
- Jusqu'à 150 allèles par marqueur,
- Jusqu'à 150 marqueurs par chromosome par famille,
- Former les haplotypes,
- Montrer les données de marqueur,
- Calculer les coefficients de parenté,
- Faire des identifications automatiques de consanguinité,
- Créer les modèles de barre de couleur pour montrer des crossing-over.

II – 3. Méthodes PCR (47)

Cette technique décrite en 1983 par K. Mullis (K. Mullis a d'ailleurs reçu le prix Nobel de chimie en 1993 pour cette invention) permet d'amplifier des séquences d'ADN de manière spécifique et d'augmenter de manière considérable la quantité d'ADN dont on dispose initialement. Elle nécessite de connaître la séquence des régions qui délimitent l'ADN à amplifier. Ces séquences serviront à synthétiser des amorces oligonucléotidiques complémentaires (de longueur de 18 à 30 nucléotides en général). Ces oligonucléotides serviront à délimiter la portion d'ADN à amplifier et feront office d'amorces pour l'ADN polymérase.

II – 3.1. Réalisation pratique

La technique [Annexe 2] comporte des cycles successifs et chaque cycle comprend une succession de trois phases :

- Une phase de dénaturation par la chaleur pour séparer les deux brins d'ADN (92-95°C) (30 secondes-1 minute).

- Une phase d'hybridation avec les deux amorces spécifiques entre 50-60°C. Cette température d'hybridation est un paramètre important pour la réussite de la PCR et doit être calculée en fonction du Tm (Température de fusion ou Melting température) des deux amorces. La première amorce se fixe sur un brin d'ADN, l'autre sur le brin complémentaire (30 secondes - 1 minute).

- Une phase d'extension par l'ADN polymérase à partir des amorces à 70-72°C (1-2 minutes). La durée de cette phase dépend de la taille du fragment à amplifier.

Cette technique a pris un essor considérable avec l'introduction d'une ADN polymérase résistante à la chaleur. Cette ADN polymérase ou Taq polymérase est extraite d'une bactérie thermophile (*Thermus aquaticus*). Elle permet une automatisation des différents cycles (dans des appareils appelés thermocycleurs). Le nombre de cycles est généralement compris entre 25 et 40. Cette méthode permet d'amplifier l'ADN compris entre les deux amorces d'un facteur de 10^5 à 10^6. Les conditions doivent être optimisées en fonction d'un certain nombre de paramètres: concentration en $MgCl_2$, concentration en amorces, spécificité des amorces, quantité d'ADN matrice, qualité de l'enzyme, etc.

Le choix des amorces est particulièrement crucial pour obtenir des résultats satisfaisants (spécificité, taille, paramètres physico-chimiques...). L'introduction de logiciels spécialisés et des bases de données nucléotidiques a permis de réaliser des choix plus rationnels.

La Taq polymérase extraite de *Thermus aquaticus* présente une activité exonucléasique 5'-3', mais elle est dénuée d'activité exonucléasique 3'-5', c'est-à-dire de la fonction d'édition. Elle peut insérer des bases qui ne suivent pas la règle classique d'appariement et ceci au hasard. On estime qu'elle réalise une mauvaise incorporation toutes les 10^4 à 10^5 bases.

Cette technique a évolué considérablement. De nouveaux types de PCR ont été introduits. Nous citerons brièvement :

- La PCR dite «Multiplex» pour amplifier des gènes avec de nombreux exons (le gène CFTR impliqué dans la mucoviscidose possède 27 exons) ou plusieurs gènes différents simultanément. Il est en effet possible d'introduire dans le milieu d'amplification des couples d'amorces spécifiques différents et ce, sans compétition entre ces amorces.

- La PCR dite «Nested PCR». Elle fait intervenir une seconde PCR réalisée en utilisant des nouvelles amorces situées à l'intérieur du domaine défini par les amorces de la première PCR et a pour objectif d'améliorer la spécificité.

- La PCR «Touchdown». C'est un protocole utilisé pour amplifier de l'ADN faiblement représenté et/ou subissant une compétition sur leurs amorces. Il consiste à avoir une température d'hybridation très haute lors des premiers cycles afin d'assurer une forte stringence et donc une amplification spécifique. Une fois que la séquence d'intérêt devient majoritaire vis-à-vis de ses compétiteurs (en une vingtaine de cycles), la température d'hybridation est progressivement abaissée afin d'assurer une meilleure efficacité de PCR. Cette façon de procéder permet également de réaliser différentes réactions de PCR dont les amorces ont des températures d'hybridation différentes, dans une même expérience, avec le même programme.

- La PCR quantitative. Dans ce type de PCR, on cherche à estimer le nombre de copies présent dans la séquence cible d'ADN ou d'ARN en fonction du nombre de cycles qu'il a fallu pour obtenir une quantité fixe d'acide nucléique. La proportionnalité entre le nombre d'amplifications et le nombre de copies n'est valable que pour un nombre de cycles PCR faible.

II – 3.2. Schéma explicatif

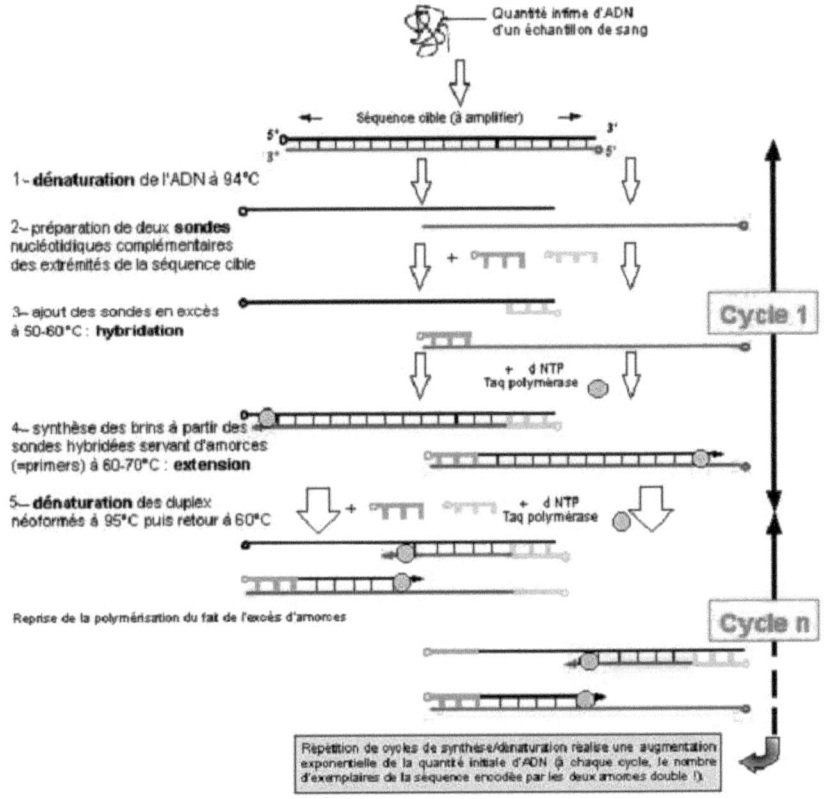

II – 5. Génotypage

II – 5.1. Définition (48)

Le génotypage consiste à caractériser dans l'ADN la variation génétique entre plusieurs individus (c'est-à-dire les différents allèles d'un même gène). Puis on utilise ces données pour rechercher une corrélation entre ces variations et certaines maladies (diabètes, maladies cardiovasculaires, etc.) ou d'autres caractéristiques de nature diverse (réponse aux médicaments, par exemple) par différentes approches méthodologiques et statistiques.

Les approches actuelles utilisées pour la caractérisation de nouveaux gènes s'organisent essentiellement autour de deux méthodes : les études de liaison génétique dans les formes familiales de la maladie et les études d'association, basées sur la comparaison des génotypages obtenus sur des cas et des contrôles (c'est-à-dire des individus sains et atteints non liés familialement). Les études de liaison génétique sont bien adaptées à la recherche de mutations, responsables de formes familiales présentant un mode de ségrégation monogénique. Ces études de liaison se font par criblage du génome entier : la ségrégation de marqueurs génétiques régulièrement espacés le long de tous les chromosomes est étudiée au cours des générations. Ce criblage permet de définir des locus d'intérêt susceptibles de contenir un gène candidat pour la maladie ainsi transmise. Cependant, cette approche par étude de liaison génétique est plus difficile à mettre en œuvre lorsque la maladie n'est pas strictement monogénique, c'est-à-dire qu'il existe plusieurs facteurs génétiques, dont l'expression pourrait varier d'une famille à une autre, par exemple en raison d'interactions avec des facteurs environnementaux.

II – 5.2. Méthode de génotypage : les marqueurs (49, 50)

Les études génétiques sur le chien permettent de plus en plus de décrypter les bases génétiques des nombreuses maladies affectant et l'homme et le chien (Ostrander et Kruglyak, 2000 ; Ostrander et al. 2000 ; Patterson, 2000 ; Galibert et al, 2007 ; Parker et al, 2006). Les analyses de liaison et les études de déséquilibre de liaison sont utiles pour l'identification de différents allèles mutés chez le chien, de nombreuses races étant caractérisées par une petite population à la fondation de la race et un haut degré de consanguinité. La création et l'entretien de «lignées» sur de nombreuses générations offrent des avantages supplémentaires en comparaison avec les populations humaines. Pour faciliter la cartographie de liaison et les études de clonage positionnel chez le chien, il est nécessaire d'avoir un ensemble défini de marqueurs polymorphiques qui permet une couverture complète du génome pour le génotypage. A la publication des premières cartes du génome du chien, faites en collaboration entre le CNRS de Rennes et le groupe américain du NIH, un premier ensemble de 172 marqueurs microsatellites MSS1 (Minimal Screening Set) avait été sélectionné à partir d'une carte comprenant 600 marqueurs (Richman et al, 2001, Mellersh et al, 2000, Cargill et al, 2002). Un deuxième ensemble de marqueurs microsatellites a été proposé à partir d'une version plus récente de la carte du chien comprenant 3 270 marqueurs (Guyon et al, 2003). Cet ensemble, appelé MSS2, comprend 327 marqueurs microsatellites qui ont un espacement moyen de 9 Mb (Guyon et al, 2003).

MSS2 inclut 171 séquences tétra-, 151 di- et 3 trinucléotidiques avec une valeur d'hétérozygotie moyenne (polymorphisme) de 0,73 quand ils sont analysés sur un panel de chiens de race pure, non apparentés. Ces 327 marqueurs, dont l'un des oligonucléotides est fluorescent, ont été testés en PCR pour pouvoir être amplifiés en groupes, en fonction de la taille de leurs produits de PCR et de la couleur de leur fluorophore. Quatre fluorophores sont utilisés : bleu, noir, vert et rouge. Pour permettre la détermination correcte des allèles des marqueurs étudiés, les marqueurs ayant le même fluorophore doivent avoir des produits de PCR de taille au moins différente de 50 pb.

Cette étape s'appelle le multiplexage, elle permet d'amplifier ensemble de façon compatible et optimisée des groupes de marqueurs, par chromosome pour la lecture sur l'analyseur génétique ABI 3100. Ainsi, soixante neuf panels spécifiques de chromosomes ont été créés afin de pouvoir étudier un maximum de marqueurs en un minimum de réactions (Clark et al, 2004).

II – 5.3. En pratique (50):

Les paires d'amorces sont synthétisées par la société Applied Biosystems (ABI) et l'amorce droite est identifiée à l'aide d'un des 4 colorants fluorescents : 6FAM (bleu), NED (noir), PET (rouge) ou VIC (vert).

Les concentrations sont, pour un mélange final de 10 µL, de 0,1 µL de Taq Polymérase (0,5 U), 1 µL de tampon de réaction (1X), 0,8 µL de $MgCl_2$ (2,5 mM), 1µL de dNTP (250 µM) et 0,6 µL d'eau pour arriver à un volume final de 3,5 µL. 5 µL d'ADN génomique sont utilisés dans chaque réaction (soit 50 à 100 ng). Les volumes d'amorces (à 50 ng/µL) ont été fixés à 1,5 µL de chaque paire et sont rectifiés par la suite si besoin (c'est-à-dire augmentés si le signal est trop faible ou diminués s'il est trop fort). Un seul mélange réactionnel, ne comprenant pas les amorces, est préparé pour toutes les réactions de PCR. Il est distribué dans des microplaques de 384 puits, contenant les ADN. Les amorces sont rajoutées ensuite avec une pipette multicanaux. Les microplaques contenant les ADN avaient été préalablement préparées à l'aide d'un réplicateur automatique (Hydra).

Tous les groupes de marqueurs sont amplifiés grâce à un seul programme de PCR : 5 min à 95°C suivies de 5 cycles de 30 s à 95°C, 15 s à 58°C, et 10 s à 72°C et 30 cycles supplémentaires de 20 s à 95°C, 15 s à 56°C, et 10 s à 72°C, avec une élongation finale de 5 min à 72°C. Un seul mélange réactionnel, ne comprenant pas les amorces, est préparé pour toutes les réactions de PCR.

Une vérification des réactions est réalisée par migration sur gel d'Agarose (avec BET) [Annexe 3] d'une petite partie des produits de PCR et révélation sous UV. Evidemment lorsque la vérification ne montre aucune bande correspondant au produit de PCR, à la taille attendue, il est inutile de continuer et il faut recommencer la PCR.

Les produits de PCR sont dilués au 1/20e avec de l'eau et leur longueur est mesurée grâce à un analyseur d'ADN ABI 3100. Les génotypes de chaque groupe de marqueurs et de chaque marqueur sont réalisés en utilisant un logiciel de génotypage : GENESCAN, version 3.7 fournie par la société ABI.

Le logiciel GeneMapper permet la lecture et l'interprétation du résultat de génotypage.

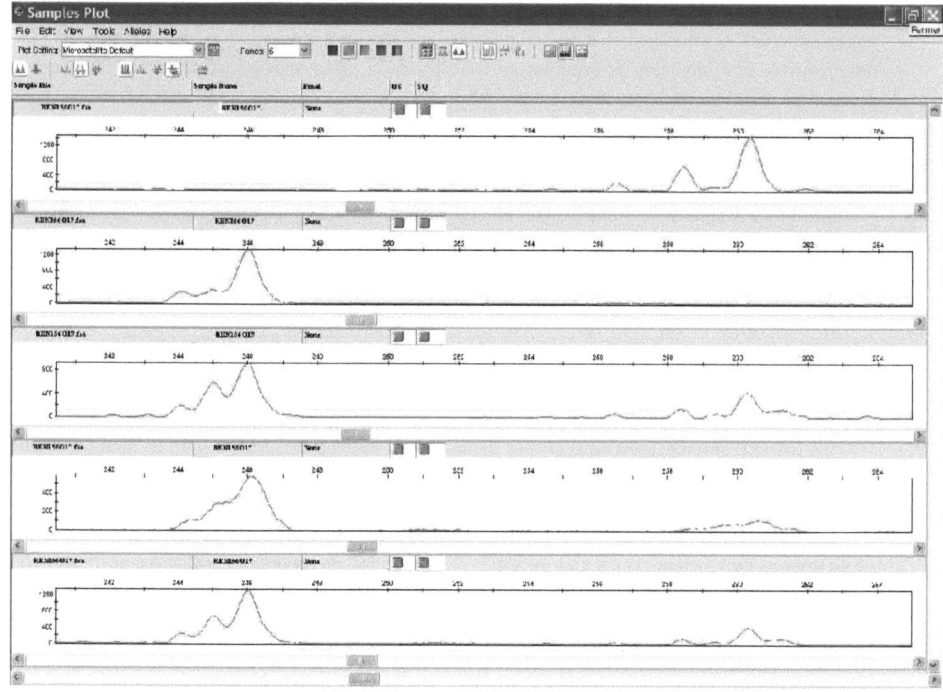

Ici nous avons les 5 individus d'une famille (père, mère, premier descendant atteint, descendant sain, second descendant atteint). En abscisse nous avons la taille des fragments obtenus et en ordonnée l'intensité du signal ; ensuite pour chaque marqueur il faut penser à sélectionner la couleur attendue (surtout lorsqu'il y a eu multiplexage). La lecture se fait en annotant les pics et en essayant de les analyser : par exemple ici on note que le père est homozygote pour l'allèle du marqueur REN156O17, de taille 260 pb, noté 260, la mère 246 et les 3 fils hétérozygotes 246/260. Malheureusement la lecture n'est pas toujours aussi évidente puisque certains pics ont des bruits de fond qui peuvent être confondus avec un autre fragment. C'est une bonne habitude de la lecture des génotypes qui permet de les interpréter au mieux, avec la possibilité, à chaque fois que c'est nécessaire, de refaire migrer les produits de PCR, ou de recommencer la PCR et de re-analyser les génotypes, en double.

II – 5.4. Analyse statistique des résultats de génotypage (51)

Les analyses statistiques ont pour but de faire une éventuelle corrélation entre le génotype des marqueurs analysés et la maladie ou le trait étudié. Les analyses de liaison génétique s'appuient sur le calcul du Lod score : il correspond au logarithme de la probabilité de liaison entre un allèle et la maladie (Lod correspond à la contraction de loi de Odd qui veut dire probabilité en anglais).

✓ *Définition du Lod score*

Le Lod Score est une valeur statistique permettant de déterminer si un allèle d'un marqueur est transmis avec la maladie.

✓ *Le calcul :*

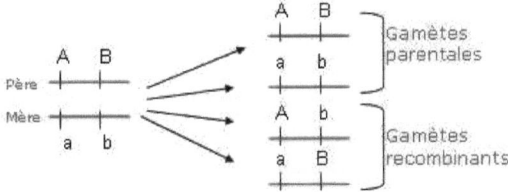

Le Lod score $Z(\theta)$ est le logarithme du rapport entre la probabilité de liaison et la probabilité de non liaison ; et la probabilité de liaison s'évalue par le taux de recombinaison θ tel que θ = nb gamètes recombinées / nb gamètes transmis
- Si θ = ½ alors il n'y a pas de liens entre les allèles des locus,
- Si $0 < \theta < ½$ alors il y a un lien entre les allèles des locus et la distance entre ces deux locus est de $\theta * 100$ cM.

✓ *Interprétation*

- Si Lod score > 3 alors le marqueur et la maladie sont liés (on estime que l'on aura seulement 1 chance sur 1 000 de se tromper lors de cette affirmation),
- Si $Z(\theta) < -2$ alors il n'y a pas de liens entre le marqueur et la maladie (on estime que l'on aura 1 chance sur 100 de se tromper lors de cette affirmation),
- Si $-2 \leq Z(\theta) \leq 3$ alors le lien est non déterminé (on ne peut pas conclure, des analyses complémentaires sont nécessaires).

III - Résultats

III – 1. Clinique

Les diagnostics d'épilepsie essentielle sont réalisés par les vétérinaires praticiens des éleveurs ou des propriétaires, ainsi le diagnostic différentiel avec les autres causes de crises a été réalisé.

Les commémoratifs des crises ainsi que des traitements ont été recueillis par téléphone ou par courrier. Pour cela nous avons rédigé des questionnaires à partir de documents préparés pour des épilepsies primaires humaines et avec l'aide des Docteurs vétérinaires C. Escriou et S. Blot [Annexe 9] avec l'aide de ma collègue Anaïs Grall.

III – 1.1. Population étudiée

D'abord une centaine dont nous avons les prélèvements et que nous suivons : parmi ceux-la : on a 11 atteints (fréquence de la maladie approximativement de 10%)

Ensuite à partir de cette famille, on a reconstitué grâce aux informations des éleveurs et des bases de données françaises, allemandes, américaines... le plus possible de liens familiaux, les ancêtres, etc. et ainsi on a dessiné un pedigree de 1095 chiens. Sur cette «grande famille», on a les informations très probablement incomplètes de chiens atteints (pour les grands reproducteurs et probablement surtout pour les mâles.

Sur ceux-là, 51 sont notés atteints soit approximativement 5% (ce chiffre est bien évidemment sous estimé puisque le pedigree comprend beaucoup de chiens de moins de 4 ans qui n'ont donc probablement pas exprimé la maladie même s'ils sont atteints).

En fonction des données actuelles, et de données récentes sur l'ampleur de la maladie dans les élevages (jusqu'à maintenant largement sous-estimée par les éleveurs et méconnue du Club), nous pouvons estimer la fréquence de la maladie autour de 10%. Car dans les prochains mois, suivant de près la centaine de chiens de la famille collectée, nous attendons de nouveaux cas et auront sûrement une meilleure appréciation de cette valeur, plus proche de 10 que de 5% !!!

III – 1.2. Epidémiologie

Après analyse de toutes les données cliniques en notre possession, nous avons pu déterminer que parmi les 60 GBS que nous avons étudiés et qui appartiennent à la même famille, 15 GBS sont atteints ; l'âge d'apparition de la maladie est en moyenne de 3 ans, mais il varie de 11 mois à 7 ans et demi (3 avant 2 ans, 7 entre 2 et 4 ans, 3 entre 4 et 6 ans et 2 entre 6 et 8 ans).

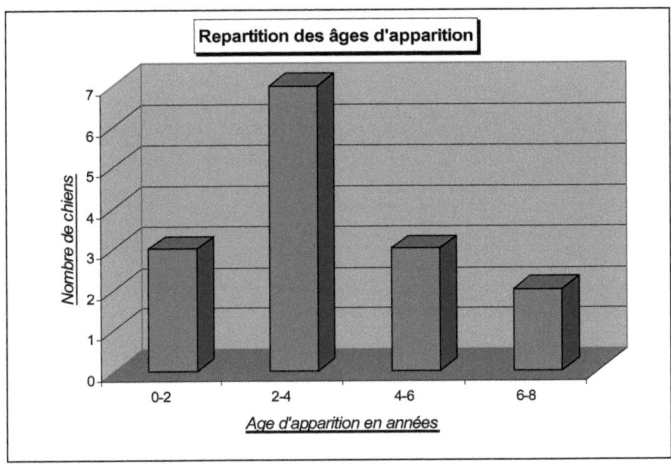

Figure 2

Cela montre très bien que c'est une maladie qui apparaît plutôt précocement, (moyenne à 3 ans), en tout cas généralement avant 4 ans et plus rarement entre 4 et 8. Pour les chiens diagnostiqués «tardivement», rien n'exclut que des premières crises plus précoces n'aient pas été vues...

Le grand pedigree est composé de 1095 chiens (les chiens les plus anciens viennent de bases de données américaine et allemande recensant les reproducteurs atteints) dont 316 qui ont 4 ans ou moins ; d'autre part, parmi les chiens que nous suivons, 20 GBS ont été diagnostiqués comme atteints d'épilepsie essentielle (dont 3 de moins de 4 ans). Si on ne prend en compte que les chiens de plus de 4 ans et sans tenir compte des vieux chiens dont nous n'avons pas eu les données par des éleveurs et en supposant, au vu de la moyenne d'apparition de la maladie, que tous les chiens atteints auront exprimé de l'épilepsie, nous avons un total de 17 (20 – 3) chiens épileptiques sur les 466 dont nous sommes sûrs, soit une proportion de 3,65%. On observe également une prédisposition des mâles puisque sur les 20 atteints du pedigree, 16 sont des mâles soit une proportion de 80%.

III – 1.3. Données cliniques

Pour les 15 GBS dont nous avons les descriptifs, on observe une certaine régularité dans la fréquence des crises avec une augmentation progressive au fil des années ; et généralement, la dernière crise s'éternise et les propriétaires décident l'euthanasie.

Il ne semble pas qu'il y ait systématiquement de facteurs déclenchants si ce n'est peut être une légère hypoglycémie pour certains puisque les crises se produisent souvent la nuit, en rentrant de promenade, ou après un stress sonore (feux d'artifice) ou émotionnel (déménagement, visite chez le vétérinaire).

Les crises durent environ 40 minutes. Au début de la déclaration de la maladie, les crises sont en moyenne espacées de 2,5 mois alors que vers la fin la distance entre les crises approche plus les 1,5 mois.

Les crises commencent par une chute, des mouvements de pédalage, une salivation abondante et une perte de connaissance, cette phase ne durant que quelques minutes ; la phase la plus longue (environ 30 minutes) est la récupération pendant laquelle le chien est déboussolé, il ressent le besoin de marcher sans but et dans plusieurs cas, il est noté une agressivité. En général, suite à cet état hagard, le chien paraît revenir à lui et reconnaît les gens qui l'entourent et cherche leur contact. Une certaine fatigue reste présente jusqu'au lendemain.

Les traitements effectués sont pour la plupart sans effet ou ne durent qu'un temps, que ce soit de l'allopathie (primidone, phénobarbital, bromure de potassium...) ou de l'homéopathie.

> Dans notre pedigree, 3,65% des chiens de plus de 4 ans sont épileptiques et la proportion de mâles atteints est de 80%. La moyenne d'apparition de la maladie est de 3 ans.

Il est intéressant de noter que chez les humains, les hommes sont également plus prédisposés que les femmes à développer une épilepsie essentielle.

III – 2. Construction du pedigree

III – 2.1. Analyse du mode de transmission

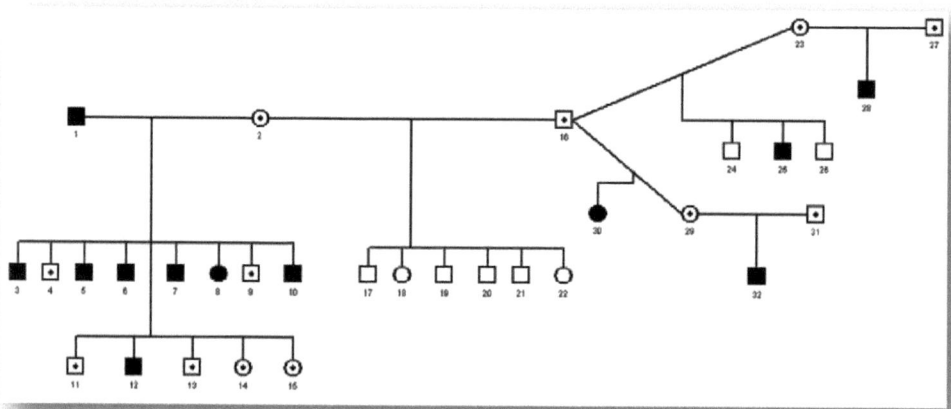

Tous les individus de ce petit pedigree de travail (simplifié afin d'étudier le mode de transmission) ont un statut bien défini puisque soit ils sont atteints (symbole plein), soit on est sûr qu'ils ne le sont pas puisqu'ils ont dépassé l'âge de déclaration le plus tardif de la maladie (supérieur à 7 ans) sans montrer aucun symptôme.

1. L'anomalie est-elle monogénique ou polygénique?

D'après l'étude du pedigree, le nombre total de chiens atteints, leur répartition dans les fratries, la transmission de l'épilepsie semble monogénique. Cependant, on ne peut pas exclure le fait que la transmission puisse être polygénique, mais masqué par un très fort taux de consanguinité. On pourrait alors avoir un gène majeur sur un autosome et un autre gène sur l'X pour expliquer le fort taux de mâles atteints.

2. Si c'est monogénique, le fort taux de mâles atteints peut s'expliquer par :

- Un artefact de recrutement et d'information : on a recruté beaucoup de mâles (ils sont prédominants dans les portées), on a recueilli l'information essentiellement sur les mâles car c'est surtout cette information qui est connue des éleveurs et reportée dans les pedigree et bases de données étrangères.

- Un seul gène localisé sur un autosome, mais dont l'expression ou le métabolisme serait fortement influencé par des hormones mâles.

3. Est-ce lié au chromosome X ?

A l'analyse précise du pedigree de travail, on observe que les individus atteints sont des 2 sexes. On observe qu'une majorité est du sexe mâle. Malgré le fort taux de chiens mâles atteints, l'hypothèse d'une transmission liée au chromosome X n'est pas retenue, en effet, il y aurait alors beaucoup trop de femelles atteintes (dans un modèle lié a l'X, les femelles atteintes sont très rares) et sous ce modèle, tous les males qui devraient être atteints (fils de femelles atteintes) ne le sont pas. Dans le même modèle, le père d'une femelle atteinte devrait automatiquement être malade lui aussi, ce qui n'est pas le cas ici. Ainsi l'anomalie serait plutôt autosomique que gonosomique. De plus, on n'aurait pas de mâles porteurs : ils seraient tous soit sains soit atteints. Or il semble très probable qu'il y ait des mâles porteurs dans la famille. Donc la transmission n'est pas «exclusivement» liée au chromosome X.

4. Est-ce dominant ou récessif ?

Un mode de transmission de type dominant n'est pas retenu, car le nombre de chiens atteint est assez faible, et parce que les croisements atteints X atteints devraient donner des chiens sains, et n'en donnent pas ; de même, des chiens apparemment sains ne devraient pas donner de descendances avec des chiens atteints et pourtant c'est le cas : si l'on regarde par exemple le couple 29x31, les parents n'expriment pas la maladie au contraire de leur fils 32 qui est lui atteint, on peut donc affirmer que l'anomalie n'est pas dominante.

Si l'anomalie est récessive, on s'attend a des proportions de 3/4 indemnes, 1/4 atteints pour les couples de chiens porteurs ; des proportions de 1/2 atteints, 1/2 indemnes pour les couples de chiens atteints croisés avec porteurs. Par exemple pour le couple 1x2, un descendant sur 2 devrait être atteints ; la proportion observée est de 7/13 soit quasiment 1/2. En revanche pour le couple 2x16, on devrait avoir 1/4 d'atteints et nous n'en avons aucun. A l'observation de toutes les fratries du pedigree, à l'exception de rares cas comme celui du couple 2x16, l'hypothèse d'une transmission autosomique récessive est retenue.

> Selon les données du pedigree de travail, les deux hypothèses retenues sont la transmission autosomique récessive ou bien un mode de transmission polygénique qui comprendrait le chromosome X, expliquant ainsi la prédisposition pour les mâles.

III – 2.2. Informativité du pedigree

Sur un pedigree de travail contenant tous les chiens dont nous connaissons le statut clinique et la généalogie, nous avons simulé une étude de liaison, en faisant l'hypothèse que la maladie était due à un seul gène et était de transmission autosomique récessive. Cette simulation permet d'avoir un ordre d'idée sur la capacité de liaison du pedigree autrement dit la capacité de ce pedigree à déceler une liaison entre des marqueurs et la maladie, si elle existe. Ce calcul fournit une valeur de Lod score, appelé Lod score théorique dont la valeur indique la force de la liaison génétique. Avec la règle précédemment citée : Lod score ≥ 3 = 1 risque sur 1 000 de détecter une liaison «fausse». Plus cette valeur est élevée, plus le pedigree est théoriquement efficace pour les analyses de liaison génétique.

Pour réaliser ce test, on utilise le logiciel de liaison génétique Superlink, tous les chiens sont entrés dans le logiciel avec un code précis pour le nom, le sexe, la parenté... Nous faisons l'hypothèse que les atteints sont homozygotes pour un allèle d'un gène donné arbitrairement l'allèle 2 (codés 2/2) et que les individus porteurs sont hétérozygotes (codés 1/2) pour ceux dont nous n'étions pas surs (porteurs sains ou non porteurs). Après calculs, le logiciel Superlink nous donne un Lod score de 5. Ce résultat indique donc que ce pedigree permettrait de détecter une liaison entre un marqueur et l'épilepsie avec un Lod Score de 5. C'est donc une valeur statistique forte indiquant que si on détecte une liaison entre des marqueurs étudiés et l'épilepsie, on aurait seulement 1 chance sur 10^5 de se tromper.

Bien que ces résultats soient encourageants et que le pedigree nous semble adéquat pour effectuer une analyse de liaison génétique, cette valeur n'est que théorique et nous poursuivons de toutes façons le recrutement de prélèvements et la collecte des informations cliniques, de façon à renforcer l'informativité de ce pedigree et des analyses qui en découleront.

III – 3. Recherche de gènes candidats

Avant de se lancer dans des analyses génétiques de type liaison génétique, avec une centaine de chiens et quelques 300 marqueurs, nous avons préféré poursuivre le recrutement de chiens appartenant au pedigree, pour en augmenter l'informativité, tout en dressant la liste de gènes candidats, c'est-à-dire déjà connus pour être impliqués dans des épilepsies humaines ou animales.

L'équipe «Génétique du chien» ayant participé à la découverte du gène responsable de l'épilepsie chez le Teckel à poils durs en janvier 2005, par la localisation chromosomique du gène, notre première démarche a été de vérifier si le même gène était impliqué chez les GBS ; et comme aucun autre gène n'est connu à ce jour chez le chien, nous avons ensuite étudié les autres gènes responsables d'épilepsie chez l'homme.

III – 3.1. EPM2B (53)

✓ *Recherches bibliographiques*

L'épilepsie affecte 1 % des humains et 5 % des chiens. Plus de 5 % des Teckel à poils durs pure race en Angleterre souffrent d'une épilepsie myoclonique progressive (PME) autosomique récessive, qui correspond à la maladie de Lafora (EPM2), forme la plus sévère d'épilepsie chez l'homme, qui apparaît à l'adolescence. Chez l'homme, EPM2 est causée par une mutation du gène Epm2a, situé sur le chromosome 6q24 ou du gène Epm2b, situé sur le chromosome 6p22. En utilisant les analyses de liaison, le locus de la maladie chez le Teckel a été trouvé sur le chromosome canin 35, qui correspond intégralement au chromosome humain 6p21-25. Le gène Epm2b a été identifié chez le chien et incriminé dans l'épilepsie du Teckel, suite à la découverte d'une mutation de type insertion de plusieurs dodécamères (séquence répétée de 12 bases). Les chiens atteints possèdent de 19 à 26 dodécamères, alors que les chiens sains n'en présentent que 2.

Une seule répétition du promoteur pour l'élongation de la cystatine-B a plus de chance d'induire chez l'homme une PME (EPM1) qu'une soixantaine de mutations sur les gènes Epm2. Selon nos connaissances, EPM1 n'a jamais été décrit chez le chien, probablement parce qu'ils n'ont pas la répétition du dodécamère au niveau du gène de la cystatine-B. Epm2, d'un autre côté, est régulièrement impliqué (bassets hound, caniches nains ou standards, pointers, corgis, beagles, teckel, etc.), probablement en raison de la plus fréquente répétition dans le gène Epm2b et aussi à cause de la consanguinité.

Récemment, le premier gène impliqué dans une forme d'épilepsie canine a donc été identifié. Il s'agit du gène Epm2b, dans lequel une répétition d'une séquence de 12 nucléotides (dodécamère) a été identifiée chez les chiens atteints. Ce même gène a dans le même temps été identifié chez des patients humains atteints de maladie de Lafora. Chez le chien, un test génétique a été mis au point et commercialisé, de façon à diminuer l'incidence de la maladie dans la race des teckels à poils durs. Cette découverte chez le chien, permettra, au delà de son intérêt en médecine vétérinaire, d'expérimenter des traitements, médicamenteux ou à plus long terme, de thérapies génique, profitables au chien et à l'homme.

✓ *Résultat du génotypage d'EPM2B*

Les premières manipulations ont consisté à rechercher directement l'implication du gène Epm2b par PCR et séquençage [Annexe 4]. Nous avons testé les amorces du gène Epm2b décrites dans l'article de Lohi et al (2005) pour voir si le même gène était impliqué dans l'épilepsie chez le GBS et chez le Teckel à poils durs. Ces amorces ont été testées dans nos conditions habituelles de PCR et dans celles données par les auteurs, puis un séquençage a été réalisé sur les fragments obtenus. Ces expériences pourtant répétées ont été sans succès, probablement à cause de la difficulté d'amplifier ces séquences répétées de type dodécamère.

Au vu de ces résultats, nous avons recherché l'implication de ce gène par la méthode de liaison génétique. Nous avons testé des marqueurs microsatellites flanquants le gène sur les chiens d'une petite famille de GBS, mais aucun lien n'a été trouvé entre la maladie et les allèles du gène.

> Aucun lien n'a été trouvé entre le gène EPM2B (dont une mutation est responsable d'épilepsie chez le Teckel à poils durs) et l'épilepsie chez le GBS.

Ce résultat n'est finalement pas surprenant, car chez le Teckel miniature à poils durs, la déclaration est tardive et les signes cliniques sont différents. En effet, on a affaire dans leur cas à une épilepsie myoclonique progressive. Cependant la preuve moléculaire de la non implication du gène est nécessaire.

III – 3.2. Autres gènes candidats

Comme envisagé au départ, nous avons recherché par une étude bibliographique (grâce à un accès à la base de données bibliographiques médicale et scientifique Medline), sur les sites internet dédiés à l'analyse des génomes, des maladies génétiques et sur les autres sites spécifiques, les gènes responsables d'épilepsie chez l'homme. Grâce aux connaissances de cartographie et de séquence du génome canin, nous avons recherché les gènes orthologues canins de ces gènes humains (Ensembl et USCS) afin de connaître leur localisation chez le chien. La liste donnée [Annexe 10] n'est pas exhaustive mais regroupe les principaux gènes que nous avons pu répertorier :

✓ *Gènes de l'épilepsie «excitateurs» de canaux ioniques*

- *Mutations sur des canaux sodiques :*

SCN1A (54) : Il y a actuellement pas moins de 90 mutations connues sur toute la longueur de ce gène. Les conséquences de ces mutations sont très variables, produisant pour certaines des canaux ioniques non fonctionnels et pour d'autres des canaux fonctionnels, mais soit hyperexcitables, soit hypoexcitables.
SCN2A (54) : Deux mutations sont connues sur ce gène, la première n'a pas un rôle encore clair (hypo- ou hyperexcitable) tandis que la seconde produit un canal non fonctionnel et serait retrouvée chez des patients atteints également de SMEI (Severe Myoclonic Epilepsy of Infancy).
SCN1B (54) : La sous-unité β du canal est nécessaire pour son inactivation correcte, ainsi une mutation à ce niveau entraîne une excitabilité constante du canal. Il y a pour l'instant 2 mutations connues sur ce gène qui mènent à une GEFS+ (Generalized Epilepsy with Febrile Seizures Plus).

- *Mutations sur des canaux calciques :*

CACNB4 (55) : Deux mutations sont décrites pour ce gène, la première produit un canal pour lequel la phase d'inactivation est ralentie, ce qui diminue le flux d'ions calcium rentrant dans la cellule pour activer les neurones ; la seconde n'affecte pas la cinétique du canal mais son interaction avec d'autres protéines.
CACNA1A (56) : Trois types de mutations ont été décrites : soit des mutations non-sens entraînant une FHM (Familial Hémiplégie Migraine), soit des mutations pour lesquelles la protéine finale est tronquée et produisant une EA2 (Episodic Ataxia de type 2) ; et en dernier des mutations par insertion entraînant une SCA6 (SpinoCerebellar Ataxia de type 6) chez les individus atteints et il a été remarqué que la longueur des inserts était inversement proportionnelle à l'âge d'apparition de la maladie.
CACNA1H (57) : Parmi les trois mutations décrites, deux entraînent un rallongement des temps d'activation et d'inactivation, ce qui corrèle avec une augmentation de l'activité du canal en réponse à des dépolarisations prolongées de la membrane.

- *Mutations sur des canaux cholinergiques :*

CHRNA4 pour lequel il n'a pas été trouvé d'homologue chez Canis familiaris.
CHRNB2 (58) : En plus d'être associé à l'ADNFLE (Autosomal Dominant Noctural Frontal Lobe Epilepsy), CHRNB2 est impliqué dans des désordres psychiatriques, des déficiences cognitives et des déficits de mémoires. Mais aucune mutation n'a à ce jour été mise en évidence.

CHRNA7 (59) : Chez des personnes avec des troubles bipolaires de type schizo-affectif, les variants alléliques (un seul nucléotide varie) de la région promotrice de CHRNA7 sont liés à la capacité à inhiber le potentiel évoqué auditif (P50) et sont ainsi associés avec un type de maladie génétique et biologique plus similaire à la schizophrénie.

- ✓ *Gènes de l'épilepsie «inhibiteurs» de canaux ioniques :*

  - *Mutations sur des canaux potassiques :*

KCNQ2 et KCNQ3 (60) : Ces gènes produisent 2 protéines qui sont des sous-domaines d'un canal, et il suffit que 25% de la fonction de celui-ci soit perdue pour provoquer l'hyperexcitabilité électrique causant une BFNC (Benign Familial Neonatal Convulsions) ; on comprend donc aisément les conséquences de mutations sur ces gènes, mais ces dernières ne sont pas encore décrites.

KCNA1 (61) : Chez les individus atteints les canaux ioniques défectueux génèrent des impulsions électriques aussi bien dans le système nerveux périphérique que central ; mais aucune mutation n'a encore été mise en évidence.

KCNJ10 (62) : Deux mutations sont connues, elles ne modifient pas la forme du canal mais affectent sa fonction.

KCNMA1 (63) : Une mutation (encore non déterminée) sur ce canal entraîne une augmentation de sa fonction et ainsi une hyperexcitabilité des neurones en induisant une repolarisation rapide des potentiels d'action, ce qui permet aux neurones d'être stimulés à un taux plus élevé.

KCNAB2 (64) : Un défaut au niveau du canal synthétisé par ce gène limiterait les transferts en ions K^+, ce qui jouerait un rôle dans la repolarisation des membranes et augmenterait l'excitabilité neuronale ; mais encore aucune mutation n'est décrite.

  - *Mutations sur des récepteurs au GABA :*

GABRA1 (65) : Les crises causées par cette mutation seraient le résultat d'une perte de fonction du ligand inhibiteur du canal. Mais la mutation n'est pas connue.

GABRG2 (66) : La mutation (non encore trouvée) conduit à une sous unité non fonctionnelle.

GABRD (67) : Etant donné que les récepteurs $GABA_A$ permettent l'inhibition neuronale, une mutation à leur niveau entraîne une augmentation de l'excitabilité neuronale ; mais aucun a encore été mise en évidence.

  - *Mutation sur des canaux chloriques :*

CLCN2 (68) : Trois mutations différentes ont été identifiées, les canaux en résultant ont des anomalies fonctionnelles. Les deux premières donnent des canaux non fonctionnels, ce qui diminue le gradient de concentration des ions chlores au travers de la membrane et qui est nécessaire à l'inhibition du GABA. La troisième mutation altère la part voltage-dépendante du canal entraînant la dépolarisation des membranes et l'hyperexcitabilité neuronale.

- ✓ *Autres gènes de l'épilepsie :*

ARC pour lequel il n'a pas été trouvé d'homologue chez Canis familiaris.

DBI (69) : DBI a entre autre comme rôle l'inhibition des récepteurs $GABA_A$ dans le cerveau. Une mutation (non encore connue) au niveau de son locus peut donc entraîner une hyperexcitabilité neuronale dans le cerveau des malades et donc causer des crises épileptiformes.

GRIK (70) : L'épilepsie est associée à une séquence répétée au sein du gène.

HP (71) : La protéine (haptoglobuline) synthétisée peut présenter différentes formes qui conditionnent sa diffusion vers le cerveau et sa protection par rapport aux oxydations. Les malades seraient ceux dont l'haptoglobuline est la plus grosse car elle serait plus fragile. Mais encore une fois la mutation exacte n'est pas connue.

OPRM1 (72) : Sa mutation est une substitution qui module l'affinité pour le transport des β-endorphines et la transduction du signal au niveau du récepteur. Ainsi elle prédispose :
    -à la dépendance à l'héroïne et la cocaïne
    -à l'épilepsie idiopathique généralisée ou à des absences
    -à la dépendance à l'alcool et aux drogues
JRK/JH8 (73) : Une seule mutation a été trouvée et se situe au niveau d'une zone de glycosylation de la pompe Ca^{2+}/ATPase.
CSTB (74) : Cinq mutations ont été décrites, néanmoins la principale consiste en une répétition d'un dodécamère au niveau de l'extrémité 5'.
SLC25A22 pour lequel il n'a pas été trouvé d'homologue chez Canis familiaris.
SLC4A3 (75) : Pour l'instant une seule mutation a été mise en évidence sur ce gène.
EPM2A (et NHLRC1 = EPM2B) (76) : Jusqu'à maintenant 43 mutations différentes sur EPM2A et 23 sur NHLRC1 sont connues, la liste est donnée sur le site : http://projects.tcag.ca/lafora.
EPM2AIP1, HIRIP5 et PPP1R3C (76) : Les protéines issues de ces trois gènes agissent en interaction avec la laforine produite par le gène EPM2A (responsable en partie de la maladie de Lafora), ce qui explique leur implication dans cette maladie. Mais les mutations ne sont pas connues.
ANKH (77) : La mutation connue correspond à l'insertion d'un codon stop prématuré, entraînant un gain de fonction de la protéine, augmentant aussi bien la susceptibilité aux crises qu'à la chondrocalcinose.
LGI1 (78) : Une mutation (non décrite) sur ce gène produit une protéine non fonctionnelle puisqu'elle ne peut plus se lier à son récepteur transmembranaire.
EFHC1 (79) : Cinq mutations ont été décrites sur ce gène, influençant le degré d'apoptose des neurones.
BRD2 (80) : Aucune mutation évidente n'a été trouvée sur ce gène cependant 2 SNP fortement associés à la maladie ont été décrits au niveau du promoteur, ce qui pourrait conduire à une expression altérée de BRD2.
ME2 (81) : La protéine synthétisée par ce gène est indirectement impliquée dans la synthèse de GABA (inhibiteur neuronal), ce qui explique son rôle dans l'apparition de la maladie. Mais la mutation n'est pas encore décrite.

Nous avons ainsi répertorié 38 gènes candidats chez l'homme dont 35, pour lesquels nous avons retrouvé le gène orthologue et la localisation chromosomique et la séquence chez le chien (car 3 seulement n'ont pas été localisés chez le chien), en ne tenant compte que des principaux. Pour 18 d'entre eux la ou les mutations sont décrites, ce qui veut dire que pour la moitié d'entre eux elles restent à découvrir. A la vue d'un nombre aussi élevé de gènes candidats et au vu d'une maladie aussi complexe, le criblage complet du génome, par un ensemble de marqueurs microsatellites polymorphes et bien répartis sur tous les chromosomes, s'est imposé de lui-même comme le choix le plus censé, plutôt que d'étudier individuellement ces gènes, potentiellement candidats.

III – 4. Analyse de liaison génétique – Criblage du génome

Ce criblage génomique a donc été envisagé à partir de chiens du pedigree et avec les marqueurs microsatellites MSS2. Toutefois, pour des contingences de temps (temps de thèse...) et de finance, nous avons dans un premier temps, prévu d'analyser un petit nombre de chiens parmi ceux du pedigree. Connaissant déjà la position chez le chien de nombreux gènes candidats humains, nous avons pensé que cette approche, nous permettrait déjà d'exclure des régions chromosomiques, ou avec de la chance, d'en identifier liées à l'épilepsie chez le GBS.

III – 4.1. Choix des chiens

An sein du pedigree, nous avons sélectionné une famille comportant les parents (père atteint, mère supposée porteuse) et 3 fils (dont 2 atteints) ainsi que des chiens sains et atteints non toujours apparentés : une fratrie de 5 mâles, ainsi que trois chiens sains (2 mâles et une femelle), et enfin 3 chiens atteints (2 mâles et une femelle). Nous avons donc travaillé sur 16 chiens, 6 atteints et 10 sains.

Afin d'économiser des réactifs et du temps, nous avons réalisé des pools d'ADN : 2 pools de chiens sains et un pool de chiens atteints. Les ADN ont été mélangés à des concentrations égales. Tous ces chiens ont un statut clinique sûr, soit parce qu'ils ont plus de 7 ans soit parce qu'ils ont déjà déclaré la maladie.

Par la suite si un locus paraît intéressant les individus sont testés séparément.

III – 4.2. Choix des microsatellites

Deux cents cinquante neuf microsatellites marqueurs de MSS2 (Minimal Screening Set 2) sont répartis en 69 panels spécifiques des chromosomes [Annexe 8]. Trente huit marqueurs n'ont pas été suffisamment amplifiés lors d'une première PCR, c'est pourquoi pour ces derniers, selon l'intensité du précédent signal, les quantités d'amorces ont été augmentées à 2 voire 3 µL (50 ng/µL). Pour le génotypage, 67 amorces ont été marquées avec VIC (vert), 65 avec PET (rouge), 65 avec 6FAM (bleu), et 62 avec NED (noir) afin de pouvoir les multiplexer.

III – 4.3. Expériences de génotypage et résultats

Nous avons, comme expliqué précédemment, réalisé les réactions de PCR après avoir groupé les ADN des chiens ainsi que multiplexer les 259 marqueurs du MSS2 (comme décrit en [Annexe 8]). A cela nous avons ajouté les 26 marqueurs spécifiques du CFA1. Nous avons ensuite vérifié que les réactions de PCR de tous les marqueurs sur tous les chiens s'étaient déroulées correctement par migration sur gel d'agarose. Après cela, nous avons effectué une purification des produits de PCR sur une colonne de gel filtrant G50 puis nous avons préparé les échantillons pour les faire migrer dans l'analyseur d'ADN (ajout de formamide puis chauffage à 90°C pour dénaturation). L'analyseur d'ADN ABI fournit les résultats sous forme de pics correspondant aux allèles des marqueurs analysés, avec la migration conjointe d'un marqueur de taille, pour repérer les tailles de chacun des allèles. Les résultats sont analysés grâce au logiciel GeneMapper. Après lecture conjointe de ces résultats avec Anaïs Gall, nous avons rentré les données de chaque couple d'allèle de chaque marqueur, pour chaque chien dans le logiciel Cyrillic.

Les soucis rencontrés ont été de 2 types :
- 38 marqueurs n'avaient pas une intensité de signal assez élevée pour être lus par l'analyseur et il a fallu augmenter les quantités d'amorces de ces marqueurs afin que l'amplification soit plus efficace.
- 70 marqueurs étaient homozygotes chez les 5 individus de la petite famille donc non polymorphes,
- et 32 marqueurs n'ont pas permis la détermination de leurs allèles ;

D'autre part, à la vue de l'intérêt du chromosome 1 sur lequel on retrouve EPM2B, SCN1B, ME2 et OPRM1, tous les 4 responsables d'épilepsie chez l'homme, il a été décidé de tester, en plus des marqueurs du MSS2, présents sur le chromosome 1, 26 autres marqueurs microsatellites que nous possédions au laboratoire. Parmi ces nouveaux microsatellites marqueurs, tous ont bien fonctionné mais 10 étaient homozygotes pour les chiens testés.

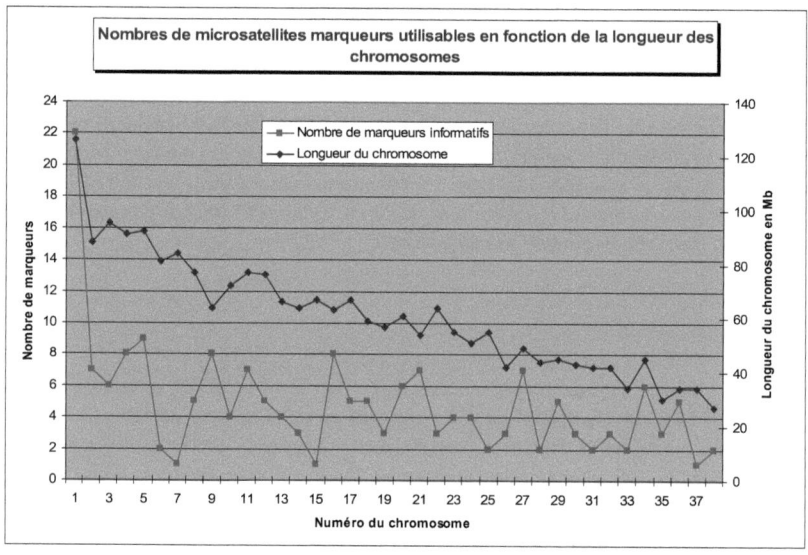

Figure 3

Ce graphe indique donc pour le chromosome 1, le plus grand chromosome (137 Mb), le nombre de marqueurs informatifs est très grand, puisque nous en avons rajouté. Pour les autres chromosomes, ils ont entre 2 et 9 marqueurs, les plus grands en ayant plutôt entre 5 et 9, les plus petits entre 2 et 6, ce qui correspond en moyenne à un marqueur tous les 10 Mb. En revanche, les chromosomes 6, 7, 14, 15, 25, 28, 31, 33, 37 et 38 sont peu couverts.

Les résultats du génotypage de tous les marqueurs analysables sur tous les chromosomes et sur tous les chiens analysés sont donnés sous forme de capture d'écran du logiciel Cyrillic. Chaque figure représente les chromosomes des 5 individus de la mini famille, chaque barre représente les chromosomes et les valeurs correspondent aux allèles de chaque marqueur analysé [Annexes 12 à 48]. Ce sont ces images qui nous permettent de rechercher une liaison entre certains allèles de marqueurs et le fait d'être atteint, en accord avec la transmission familiale.

Par la suite nous avons décidé de nous intéresser au chromosome X (non fait lors du criblage du génome) puisqu'une majorité de mâles est atteinte. Nous avons ainsi testé 16 marqueurs répartis sur ce chromosome. La figure 4 en montre le résultat :

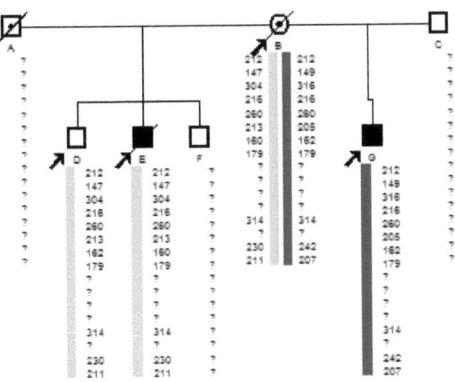

Figure 4

Nous avons observé qu'une mère (B) ayant eu 2 portées (fratrie D, E, F et fratrie G), a transmis le même chromosome à un de ses enfants sain (D) et à un autre qui a développé la maladie (E) ; de plus les 2 mâles atteints (E et G) n'ont pas reçu le même chromosome de leur mère et donc pas le même allèle. Ce résultat sera à confirmer avec d'autres données familiales, n'ayant eu ici qu'un seul exemple.

III – 5. Interprétation des résultats du criblage génomique

Les résultats du génotypage des microsatellites du MSS2, sur tous les chromosomes, sur les 16 chiens analysés, ainsi que l'analyse conjointe des positions des gènes candidats précédemment décrits sur les chromosomes canins, nous ont permis d'interpréter les résultats de la façon suivante. Nous avons cherché si la répartition des allèles des marqueurs analysés entre les chiens sains et les chiens atteints était significative et la compatibilité avec la transmission familiale. En même temps nous avons regardé quels gènes candidats étaient au voisinage de ces marqueurs en considérant qu'une liaison génétique est possible pour des loci séparés de 15 Mb, et qu'au-delà, la liaison ne serait pas détectée.

Tous ces résultats ne nous ont pas permis de conclure significativement à une liaison sur un chromosome donné, entre un marqueur et la maladie ; en revanche, en fonction des cas, nous avons pu conclure soit

- à la «non-exclusion» (soit car il y a peut-être une liaison, soit car les marqueurs ne sont pas assez informatifs),
- à l'«exclusion» (quand elle est évidente),
- à l'«impossibilité de conclure».

Les résultats sont présentés sous forme d'un tableau dans lequel les gènes candidats sont classés par chromosome et pour chacun d'eux le(s) marqueur(s) proche(s) (situés à moins de 15 Mb) est/(sont) indiqué(s). La dernière colonne présente le diagnostic d'exclusion ou non du gène candidat dans la maladie en fonction du résultat de liaison entre le marqueur le plus proche et la maladie.

Numéro du CFA	Nombre de marqueurs interprétables	Marqueur(s) informatifs proche(s) (<15 Mb) du gène candidat	Gènes candidats	Exclusion ou non du gène candidat dans la maladie
1	22	REN162B09	ME2	Exclu
		M2_EPM2A	EPM2A	Exclu
		REN288J16	OPRM1	Non exclu
		FH2294	SCN1B	Exclu
2	7		Aucun	
3	6	C03 629 et FH3464	CHRNA7	Non exclu
4	8	Aucun	KCNMA1	Non exclu
		REN195B08	GABRG2	Exclu
		REN195B08	GABRA1	Exclu
		G07 704	ANKH	Exclu
5	9	Aucun	GABRD	Non exclu
		Aucun	KCNAB2	Non exclu
		Aucun	HP	Non exclu
6	2	FH3933	CACNA1H	Non exclu
7	1	Aucun	CHRNB2	Non exclu
8	5		Aucun	
9	8		Aucun	
10	4	Aucun	HIRIP5	Non exclu
11	7		Aucun	
12	5	FH3711	BRD2	Non exclu
		FH3711	EFHC1	Non exclu
		FH3748	GRIK2	Non exclu
13	4	Aucun	KCNQ3	Non exclu
		Aucun	JRK/JH8	Non exclu
14	3		Aucun	
15	1		Aucun	
16	8		Aucun	
17	4		Aucun	
18	5		Aucun	
19	3	FH3834 et REN213G21	DBI	Exclu
		REN213G21	CACNB4	Exclu
20	6	Aucun	CACNA1A	Non exclu
21	7		Aucun	
22	3		Aucun	
23	4	Aucun	EPM2AIP1	Non exclu
24	4	FH3287	KCNQ2	Exclu
25	2		Aucun	
26	3		Aucun	

27	7	FH3924 et PEZ6	KCNA1	Exclu
28	2	FH2585	PPP1R3C	Plutôt exclu
		FH2585	LGI1	Plutôt exclu
29	5		Aucun	
30	3		Aucun	
31	2	Aucun	CSTB	Non exclu
32	3		Aucun	
33	2		Aucun	
34	6	REN243O23	CLCN2	Exclu
35	3	Cf III – 3.1.	EPM2B/NHLRC1	Exclu
36	5	FH3865	SCN2A	Non exclu
		FH3865	SCN1A	Non exclu
37	1	REN67C18	SLC4A3	Exclu
38	2	Aucun	KCNJ10	Non exclu

<u>Tableau 1</u>

Par ces expériences, nous observons que parmi les 35 gènes candidats :
- 15 de ces gènes ne semblent pas impliqués dans cette forme d'épilepsie du GBS ; en effet, 13 gènes ont été clairement exclus (par des marqueurs informatifs proches du gène) et 2 gènes sont probablement exclus (la distance entre gène et marqueur excédait 15 Mb)
- Les 20 autres gènes candidats n'ont pas été exclus : 8 gènes (avec des marqueurs informatifs proches du gène) n'ont pas été exclus, ce qui indique qu'ils restent de bons candidats ; et 12 gènes n'ont pas été exclus mais par manque de marqueurs informatifs dans cette zone.

En conclusion, 13 gènes candidats ont été clairement exclus, 15 gènes (11 + 4) sont probablement exclus ou bien pas exclus, mais par manque d'informativité des marqueurs analysés. Et enfin, 8 gènes restent potentiellement candidats et requièrent une analyse plus exhaustive de ces régions. Bien sûr, dans ce travail, les chromosomes et régions chromosomiques ne comportant pas de gènes candidats (lignes grisées du tableau) et/ou pas ou trop peu de marqueurs, comme les chromosomes 6 et 7... restent candidates. Ces premiers résultats demandent donc à être confirmés par l'analyse d'un plus grand nombre de chiens, et d'autres marqueurs significatifs dans ces régions.

> Grâce au criblage complet du génome de nos GBS (380 marqueurs sur 16 chiens), et à partir de 35 gènes candidats que nous avions répertoriés, nous avons exclu l'implication potentielle de 13 gènes dans la maladie, nous avons identifié 8 gènes encore potentiellement candidats, alors que pour 14 gènes, les marqueurs analysés ne permettent pas de conclure.

A partir de l'ensemble de ces résultats, nous avons schématisé les régions des chromosomes qui pouvaient être ou non en liaison avec l'épilepsie. Dans des tableaux Excel nous avons entré les marqueurs, les gènes candidats dans l'ordre de leur distance par rapport au début du chromosome de Canis familiaris (CFA), et enfin nous avons affecté une note à chaque marqueur :

-1 lorsque le marqueur exclut toute liaison à la maladie,
    0 (0,05 rentré dans le tableau afin que cela soit visible sur le graphique)
lorsque le marqueur ne donne pas l'information et,
1 lorsque le marqueur est clairement lié à la maladie.

Chaque barre de l'histogramme correspond à un marqueur, dont le positionnement sur le chromosome est indiqué en abscisse, en kilobases. Les gènes candidats (ex : ME2, EPM2A, OPRM1 et SCN1B) sont indiqués au niveau de leur position sur le chromosome (ex : ME2 se situe à 27 040 kilobases).

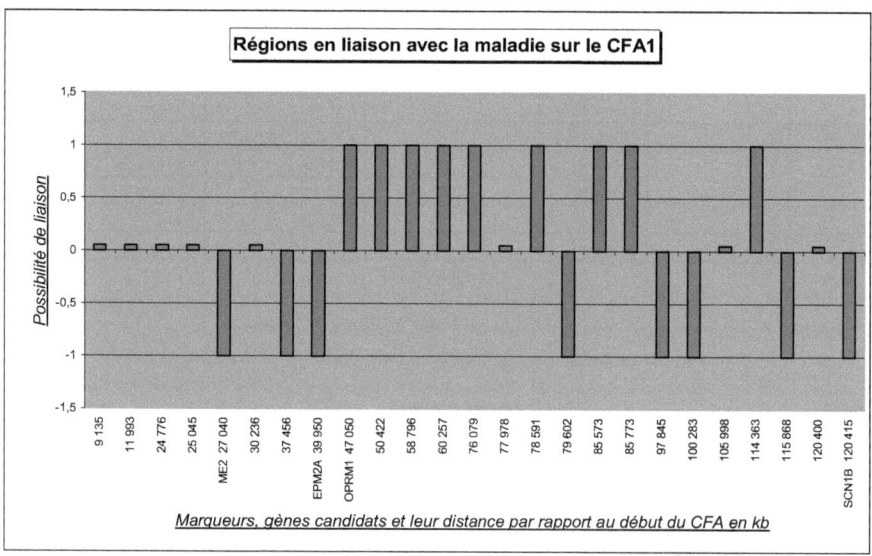

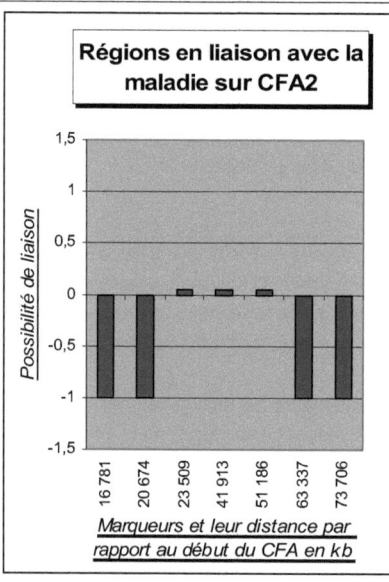

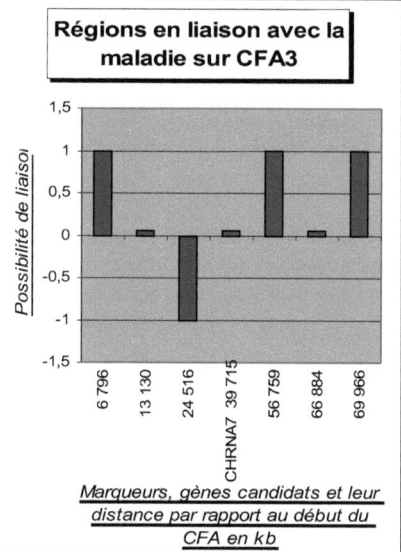

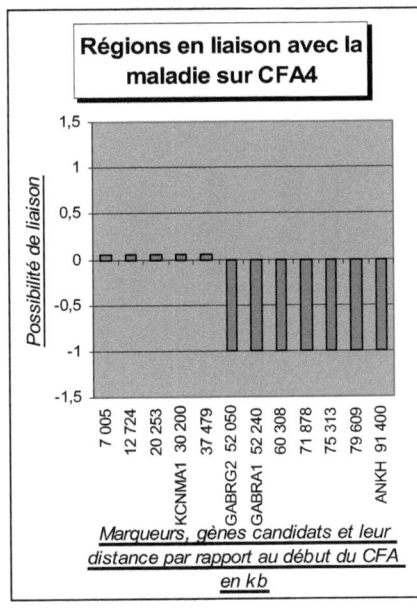
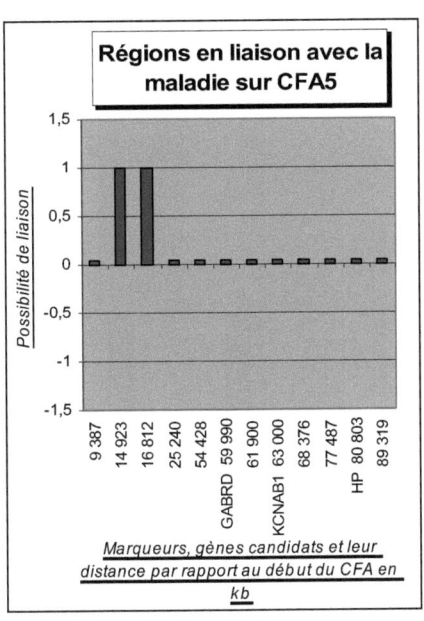
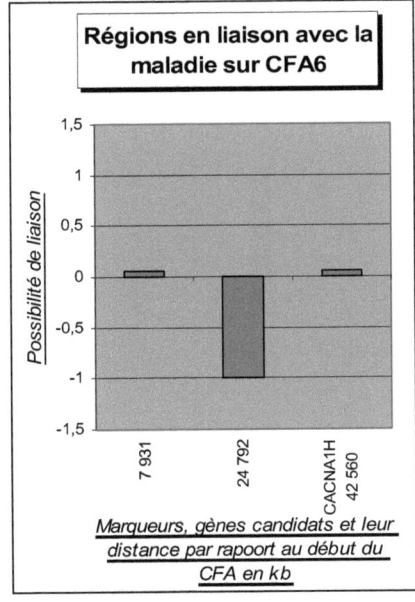
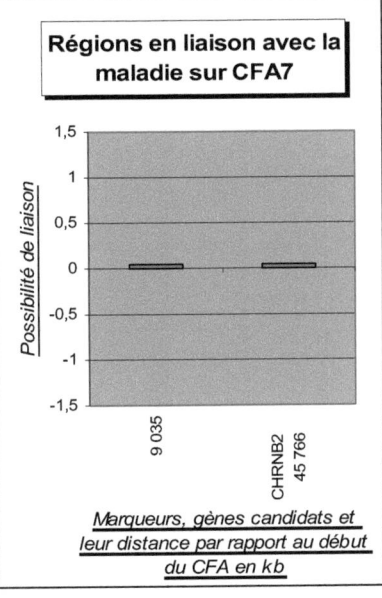

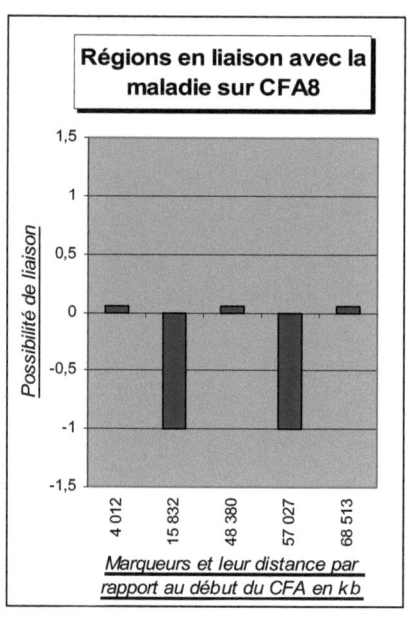
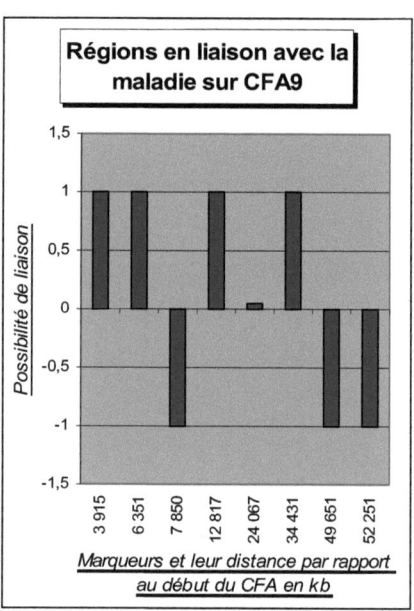
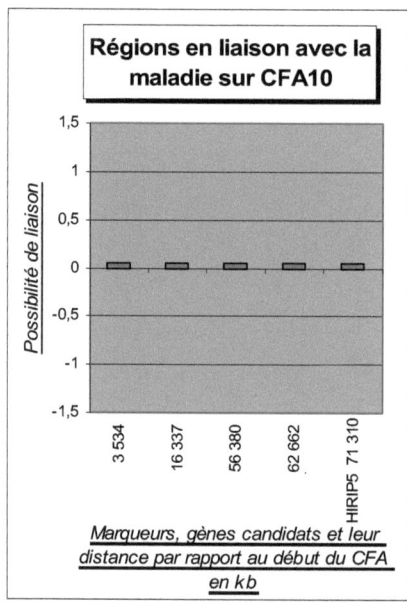
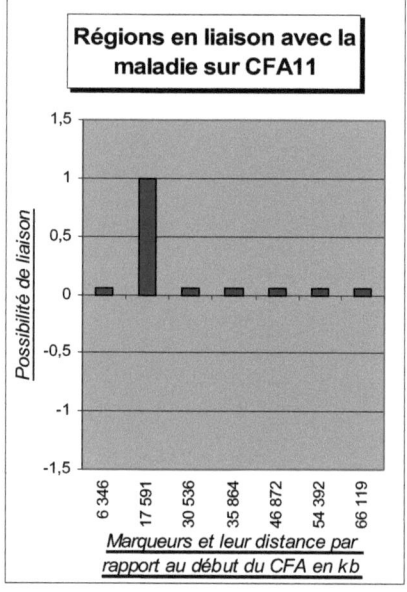

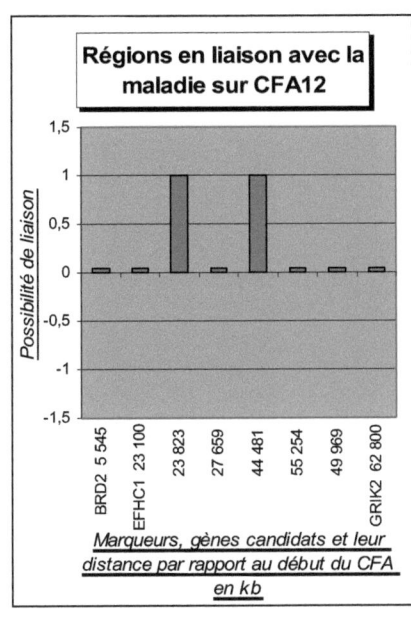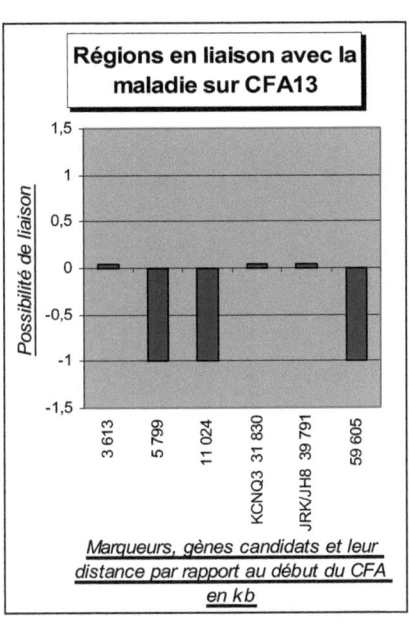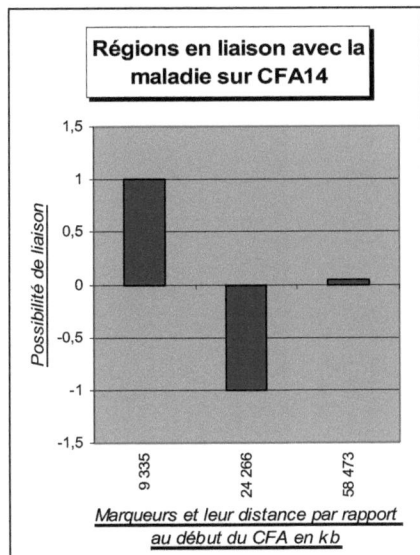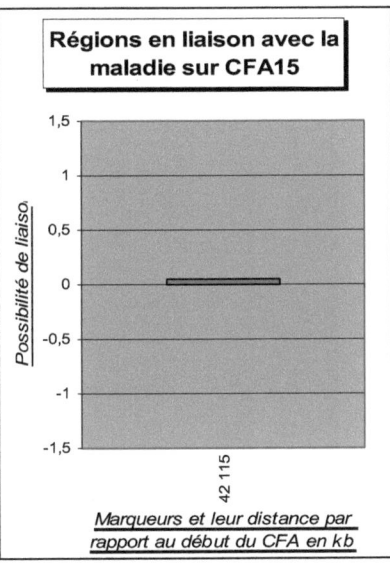

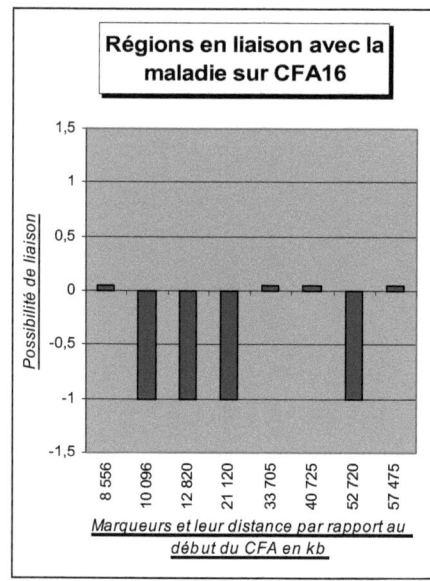
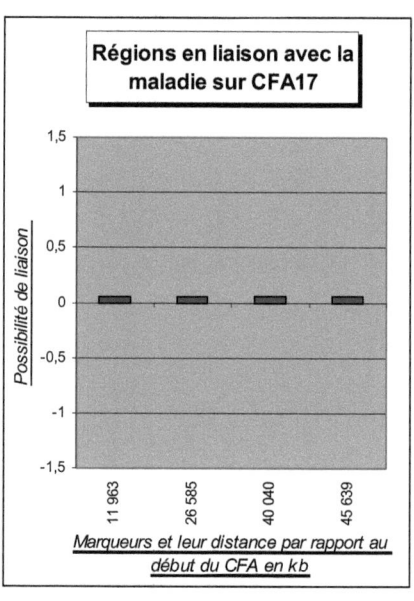
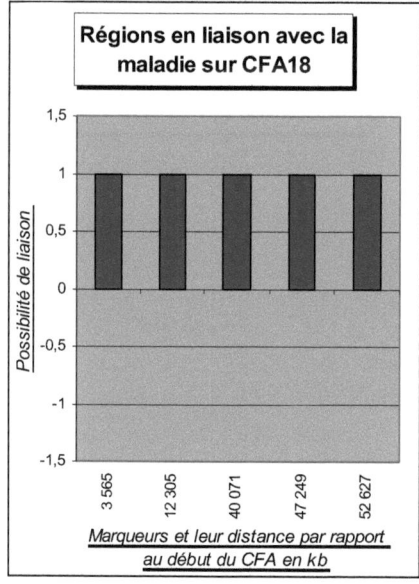
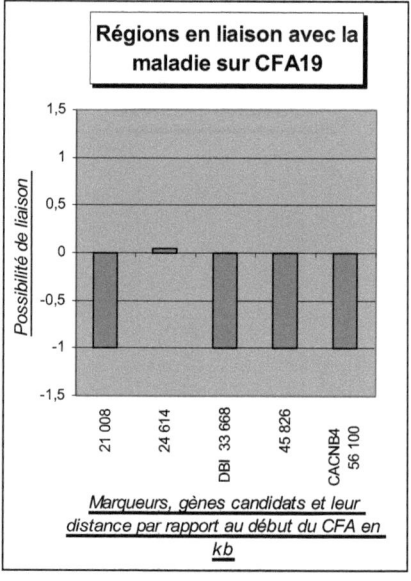

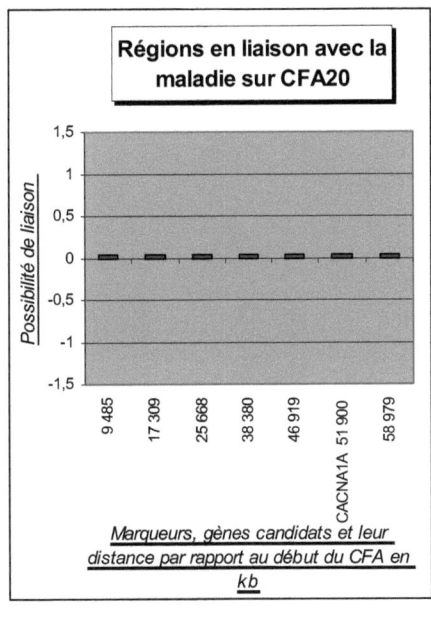
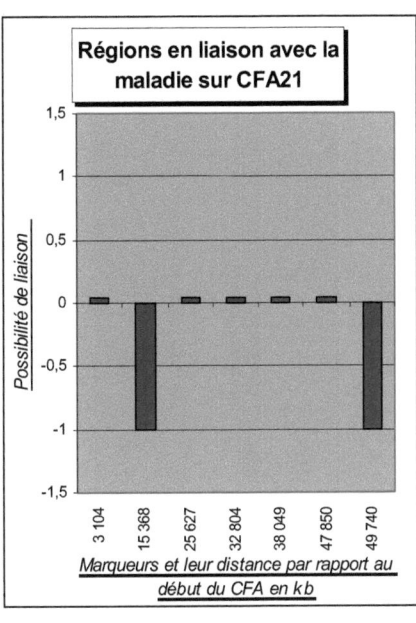
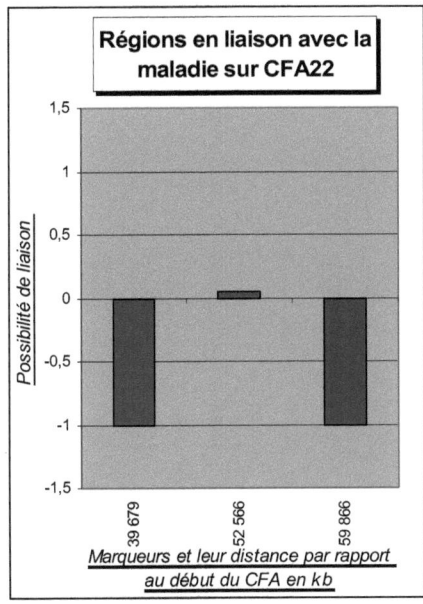
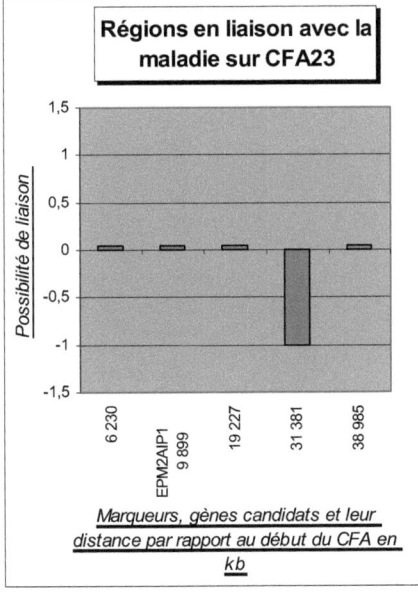

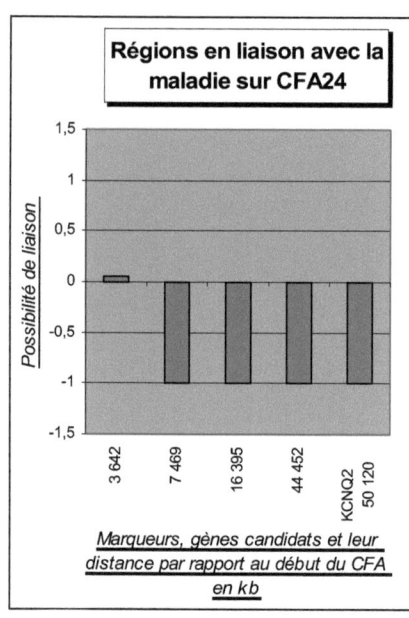
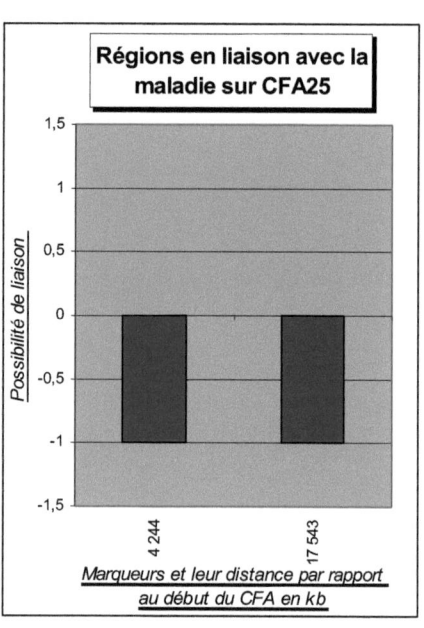
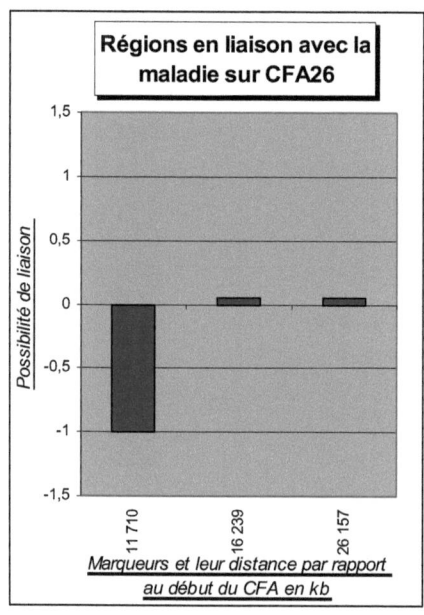
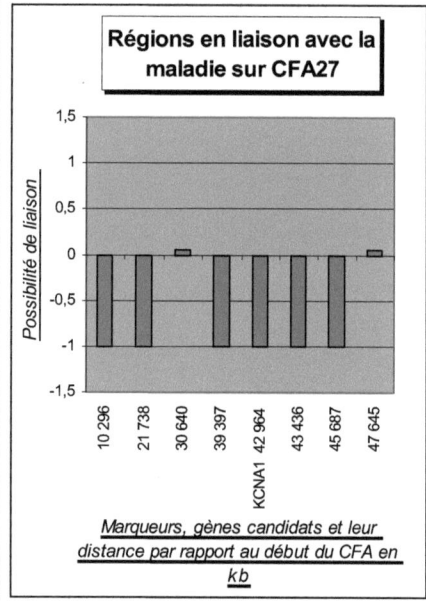

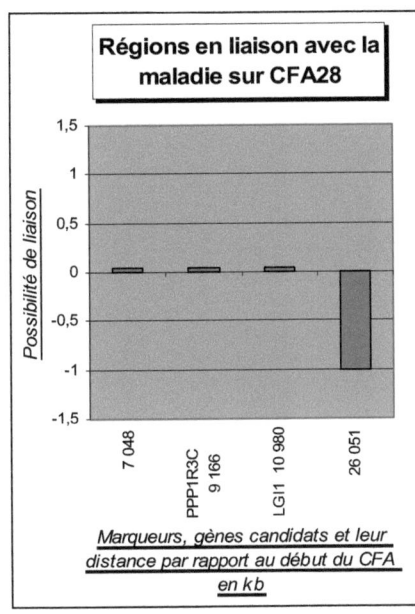
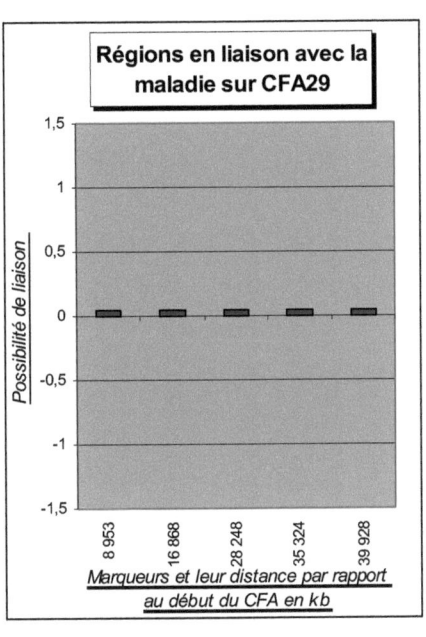
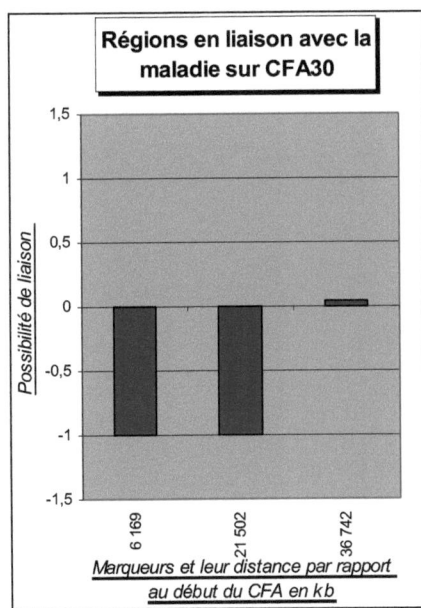
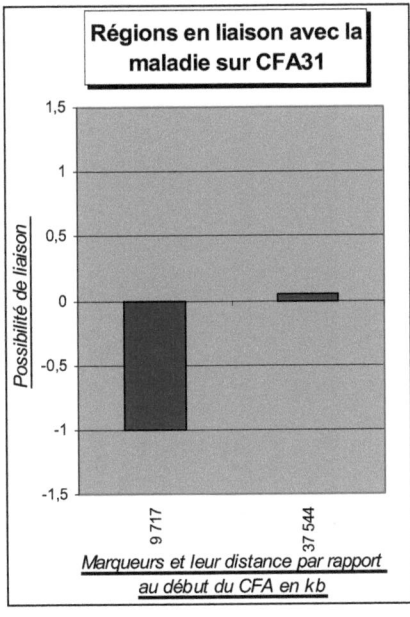

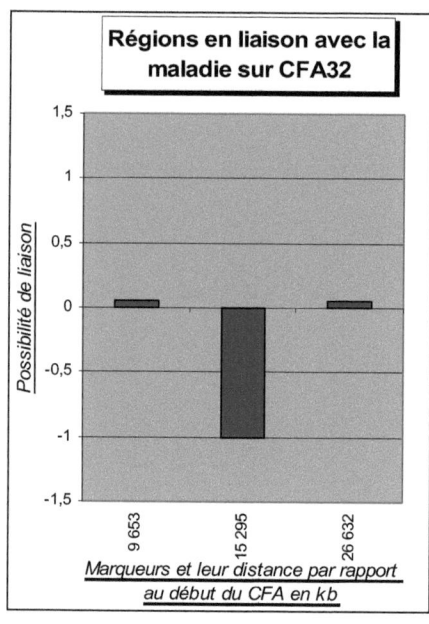
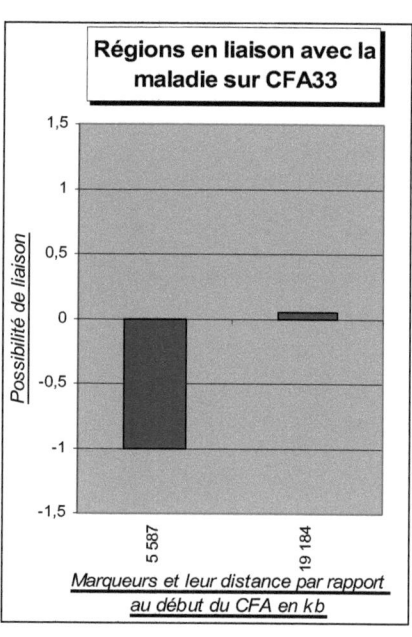
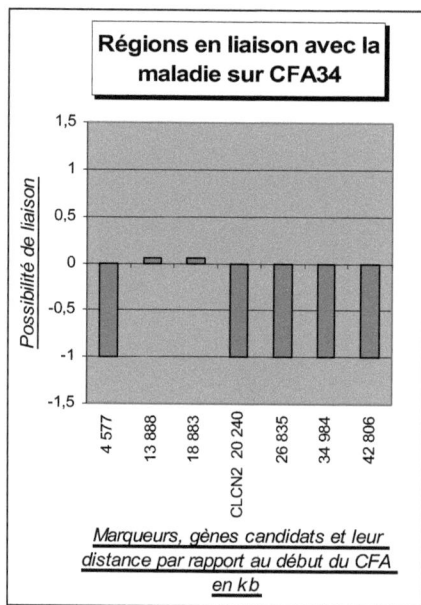
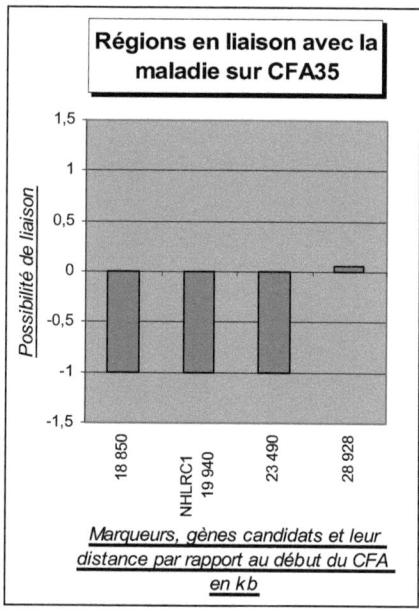

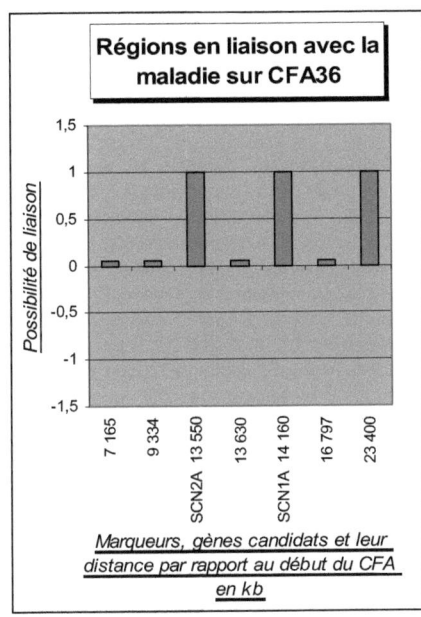
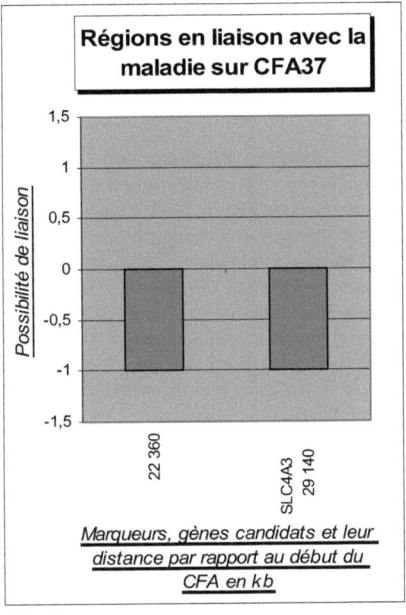
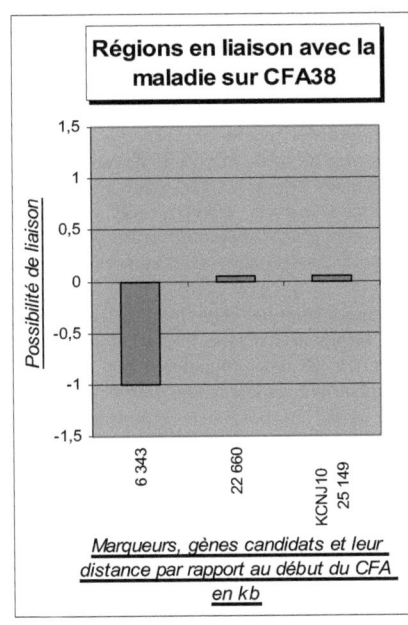

Discussion

Pourquoi s'intéresser à l'épilepsie ? (82, 83)

Chez l'homme, l'épilepsie est le trouble neurologique du cerveau le plus courant, indépendamment de considérations d'âge, de population ou de région géographique. L'épilepsie est une maladie très fréquente en France. Il y aurait, en 2003, entre 300 000 et 600 000 personnes souffrant d'épilepsie. L'incidence annuelle de l'épilepsie est de 25 à 55 pour 100 000 soit environ 20 000 nouveaux cas par an ; cette incidence en fonction de l'âge forme une courbe en U : incidence de l'ordre de 100 pour 100 000 dans les premiers mois de la vie, chute brutale pendant l'enfance puis de pente plus faible de la préadolescence jusqu'à l'âge de 50 ans, l'incidence augmentant ensuite régulièrement pour atteindre après 70 ans des taux dépassant 100 pour 100 000. La prévalence de l'épilepsie en général est de 9 pour 1 000 dans la population française adulte de plus de 16 ans. Chez l'homme, 40% des épilepsies sont d'origine génétique (appelées épilepsies idiopathiques, primaires ou essentielles)

La plupart des épilepsies dont la cause est génétique sont des épilepsies polygéniques, ce qui signifie que la transmission de la maladie implique plusieurs gènes. C'est l'effet conjoint de ces gènes, interagissant entre eux et avec l'environnement, qui entraîne la survenue d'une épilepsie. Pour l'épilepsie polygénique, les conséquences cliniques de la transmission sont très difficiles à prédire.

Seules 10 à 15 % des épilepsies d'origine génétique sont monogéniques : celles-ci n'impliquent alors qu'un seul gène et se transmettent de génération en génération de manière prévisible, en fonction du mode de transmission héréditaire.

L'épilepsie peut avoir des conséquences physiques et psychologiques graves, dont la mort subite, des traumatismes ou des troubles de l'humeur.

Dans une proportion allant jusqu'à 70%, l'épilepsie répond bien aux traitements médicaux.

Chez le chien, l'épilepsie essentielle touche en revanche environ 1 % de la population. Son incidence varie beaucoup d'une race à l'autre, et plus de 40 races sont particulièrement concernées par ce problème : Beagles, Bergers Belges, Bergers Allemands, Deerhound, Labradors, Goldens Retrievers, Colleys, Welsh Springers Spaniels. D'autres races présentent aussi une forte incidence génétique de l'épilepsie, mais elle a été beaucoup moins étudiée : Caniches, Boxers, Cockers Spaniels, Teckels, Setter Irlandais, Schnauzer Nain, Saint Bernard, Husky, Fox Terrier.

Beaucoup de gènes restent encore à identifier chez l'homme, ceux qui ont déjà été mis en évidence l'ont été dans les cas les plus faciles de maladies monogéniques et donc ceux qui restent seront difficiles à mettre en évidence. On fait donc l'hypothèse que dans chaque race ou dans un petit nombre de races phylogénétiquement voisines, une forme d'épilepsie serait due à une cause génétique. En identifiant les gènes et mutations responsables de chaque forme d'épilepsie, ségréguant dans chacune des 40 races canines, on réussira à mettre en évidence de nouveaux gènes, de nouvelles fonctions ou de nouveaux métabolismes, impliqués dans les épilepsies humaines. Ainsi, toute étude des bases génétiques d'une forme d'épilepsie ségrégant avec une fréquence non négligeable et spécifiquement dans une race canine est une nouvelle pièce du Puzzle de la génétique des épilepsies. C'est pourquoi, cette étude sur le GBS, nous montrant d'ores et déjà la non implication de 12 gènes candidats humains sur les 35 décrits à ce jour, apportera peut-être de nouvelles données pour la génétique des épilepsies humaines grâce à l'intérêt du chien comme modèle proche de l'homme.

Difficultés rencontrées :

J'ai été heureuse de mener cette étude, mais il faut reconnaître que le temps imparti fut très insuffisant ; les étudiants en biologie font leur thèse en trois ans sur des sujets similaires, alors que je n'ai eu que trois mois pour faire les manipulations. Heureusement, j'étais accompagnée pendant mes 2 derniers mois par Anaïs Grall qui manipulait avec moi et qui continue encore actuellement. De plus notre formation ne nous prépare pas vraiment à effectuer des travaux de recherche, même si on sait ce qui est nécessaire pour réaliser une PCR, on se trouve perdu quand il s'agit de mettre les choses en œuvre et de s'adapter à notre sujet de recherche. C'est en cela que m'a énormément aidé le Dr Benoît Hédan, qui m'a tout appris sur le côté expérimental de ma thèse.

Difficultés liées au recrutement et à la maladie :

Pour qu'une étude génétique soit significativement interprétable, il faut le plus d'échantillons possible. Et pour ce qui est de notre sujet, le nombre de prélèvements de chiens atteints n'était que de 8 à mon arrivée. Il faut dire que la collecte, bien que commencée 2 ans auparavant, avait été délaissée par manque de temps et de moyens au laboratoire. Il a donc fallu reprendre les contacts avec les éleveurs et les propriétaires de GBS. Même si la majorité des propriétaires étaient contents de participer à ce travail, ils attendaient généralement les rappels de vaccins de leurs chiens pour effectuer les prélèvements sanguins demandés, ou parfois oubliaient... Du côté des éleveurs, certains ont été et sont toujours très coopérants et favorables à une telle étude, mais certains n'y étaient pas du tout favorables (ils n'avaient soit disant aucun cas d'épilepsie dans leur élevage) et un éleveur a nettement refusé de participer à l'étude.

Une autre difficulté qui s'est posée à nous et qui vient d'être résolue est le souci de diagnostic. En effet, jusqu'à présent, nous faisions confiance aux éleveurs ou aux propriétaires, qui nous ont fourni les détails d'informations concernant les crises d'épilepsie de leurs chiens, sans qu'une consultation spécialisée n'ait été effectuée, c'est-à-dire sans preuve de diagnostic d'épilepsie. Pour certains, nous avons contacté leurs vétérinaires traitants, mais comment être sûr qu'ils ont tous réalisé un diagnostic différentiel ? Ce point est maintenant résolu par la consultation des chiens atteints, encore en vie, par des vétérinaires spécialisés en neurologie et participant à ce projet de recherche, les docteurs C. Escriou et S. Blot.

Une autre question importante non encore résolue est : est-ce que les chiens «sains» morts d'autres maladies ou accidents, avant l'âge de 8 ans n'ont pas fait de crises qui seraient passées inaperçues ? (Nous avons un chien dans ce cas, mort suite à un accident de voiture, l'éleveur de ce chien nous ayant indiqué qu'il avait fait des crises, le propriétaire lui ne nous en a pas informé).

Il est peu probable que des chiens sains, apparemment en bonne forme, feraient des crises sans que personne ne s'en aperçoive (après 1 ou 2 ans), et que ces «atteints» soient classés en «sains». Les crises sont trop spectaculaires et cette race de chiens trop médicalisée pour que cela passe inaperçu.... ou alors, ce serait des formes très «douces», et peut-être pas la même maladie.

Chez les chiens atteints, on pourrait se demander si l'âge d'apparition de la maladie ne serait pas plus précoce et si les premières crises ne seraient pas passées inaperçues. Grâce à certains éleveurs, très coopérants, nous pensons que le suivi de fratries est correct, mais ce pourrait quand même ne pas être le cas.

Difficultés liées aux expériences de génétique :

Lors de mon arrivée au CNRS de Rennes, j'ai dû m'adapter à cette nouvelle approche pour moi qu'est le travail en laboratoire de recherche. Certes je connaissais l'objectif de l'étude mais chaque étape a été une découverte, j'ai dû être guidée dans tout mon cheminement avant de pouvoir manipuler par moi-même. Les manipulations en elles-mêmes sont fastidieuses, des PCR avec près de 280 marqueurs sur une vingtaine de chiens, et ce dans des plaques 384 puits, ce qui demande une concentration et une méthodologie stricte.

Par la suite il fallait interpréter les résultats du génotypage, ce qui est également un travail qui demande un œil habitué et donc une formation, une lecture en binôme pour éviter les erreurs.

Pertinence des résultats et études en cours:

Comme nous l'avions vu dès le début de ce travail, nous n'avons pas mis en évidence de gène responsable de l'épilepsie chez le GBS. Cependant, et fort heureusement notre étude n'a pas été vaine puisqu'elle a fourni des informations épidémiologiques et cliniques sur cette forme d'épilepsie, intéressantes et jamais décrites à ce jour, un pedigree qui s'est étoffé grâce à la collecte de prélèvements. De plus et surtout, sur le plan de la génétique moléculaire, un premier criblage génomique de 16 chiens sur 370 marqueurs microsatellites avec une analyse conjointe de 35 gènes candidats a permis d'exclure 13 candidats, de mettre en évidence que 8 sont potentiellement impliqués et que pour 15 d'entre eux, les expériences doivent être poursuivies.

Cependant le nombre de prélèvements et surtout de familles entièrement prélevées (fratries complètes, parents, grands-parents) reste encore insuffisant, et pour les fratries complètes prélevées récemment, nous ne disposons pas encore de données cliniques.

Fort heureusement, et je tiens à l'en remercier, Anaïs Grall poursuit l'étude en correspondant avec les éleveurs, un maximum de propriétaires de GBS, extrayant les ADN, testant de nouveaux marqueurs, étudiant des gènes candidats encore possibles... et tout cela en continuant d'autres études génétiques sur d'autres maladies, dans d'autres races. Entre mon départ du laboratoire en Novembre 2006 et l'écriture de cette thèse (1 an en fait...), le sujet a donc bien avancé car beaucoup de nouveaux prélèvements ont été recueillis et de nouveaux cas se sont déclarés. La réalisation d'IRM est en projet, sur des chiens sains et atteints, mais ce n'est pas chose facile à organiser, compte tenu de l'anesthésie requise, les propriétaires n'y sont pas favorables. Les 12 chiens atteints sont bien suivis et nous seront prévenus de leur décès le cas échéant, pour envisager, éventuellement, en fonction des circonstances, des prélèvements de cerveau pour des analyses histologiques et pour en extraire l'ARN pour des analyses d'expression génique. Ces analyses permettraient, sans conteste, de grandes avancées sur le sujet.

Par ailleurs, nous ne nous limitons pas au GBS et d'ores et déjà des prélèvements de chiens épileptiques d'autres races ont déjà été collectés (Golden retrievers, Cockers anglais, Bergers des Pyrénées, Lévrier irlandais....). Il est à noter la similitude existant entre la forme d'épilepsie étudiée ici chez les GBS et celle du lévrier irlandais (52). L'épilepsie primaire est diagnostiquée par exclusion des autres causes de crises épileptiformes chez 146 (18,3%) des 796 lévriers irlandais sur 115 portées. La première crise apparaît vers l'âge de 3 ans chez 73% des chiens. Les mâles sont plus souvent atteints que les femelles (61,6 contre 38,4%), et leur âge d'apparition est plus élevé. La durée de vie des chiens atteints est inférieure de 2 ans comparée à la population totale de lévriers irlandais. Aucun mode de transmission simple ne permet d'expliquer la répartition des chiens atteints dans un pedigree. Une transmission dominante ou liée au sexe n'est pas retenue, mais le ratio de ségrégation est plus faible que ce que l'on aurait attendu pour une simple transmission autosomique récessive. En supposant que tous les chiens affectés ont la même forme d'épilepsie, la description la plus simple serait une transmission autosomique récessive avec un risque plus élevé pour les chiens mâles. Cette information n'est pas sans rappeler les observations épidémiologiques et cliniques faites dans ce travail sur les GBS.

Concernant les analyses génétiques proprement dites, un ciblage génomique total, sur une centaine de GBS comportant maintenant 12 chiens atteints, tous liés familialement, est envisagé rapidement. Pour être rapide et efficace, les expériences de génotypage seront toutes faites en même temps, sur tous les chromosomes, mais certaines régions chromosomiques seront analysées et interprétées en priorité, en fonction des résultats de la présente étude :

- les régions contenant les gènes candidats, potentiellement liés avec la maladie (CFA 1, 3, 6, 12, 36),
- les régions pour lesquelles les marqueurs analysés n'ont pas été suffisamment informatifs (pas assez proches des gènes candidats et/ou pas assez polymorphes) (CFA 4, 5, 7, 10, 13, 20, 23, 31, 38),
- les régions chromosomiques qui étaient pauvres en marqueurs (CFA 6, 7, 14, 15, 25, 28, 31, 33, 37 et 38).

Ainsi, les analyses seront d'abord faites sur 17 chromosomes les plus pertinents, plutôt que sur tous les chromosome, uns par uns (les CFA 1, 3, 4, 5, 6, 7, 10, 12, 13, 14, 15, 20, 23, 25, 28, 31, 33, 36, 37 et 38), avec une attention particulière pour les CFA 1, 3, 6, 12, 36 (contenant des gènes impliqués dans des épilepsies humaines, candidats potentiels). Les autres chromosomes seront aussi analysés en détail, même si une liaison significative est trouvée avec l'un des premiers chromosomes analysés, surtout en raison de l'hypothèse de la transmission polygénique.

Conclusion

L'épilepsie se retrouve de manière significative dans une petite quarantaine de races canines, cette prédisposition a vraisemblablement un support génétique. A l'heure actuelle, le gène en cause et la mutation responsables d'une forme d'épilepsie canine n'ont été mis en évidence que chez le Teckel à poils durs. Dans notre étude, nous avons effectué les premières recherches (épidémiologique, clinique et génétique) concernant l'épilepsie primaire chez le Grand Bouvier Suisse.

Dans cette race, l'épilepsie est un vrai problème : la déclaration se fait en moyenne vers 3 ans, parfois après que les chiens aient reproduit ; les crises convulsives vont en s'intensifiant et leur fréquence augmente, pour généralement finir par une décision d'euthanasie suite à des crises trop rapprochées, plus longues et plus spectaculaires, parfois même sous traitement.

Par l'étude d'une dizaine de chiens atteints, nous avons montré que l'épilepsie qui ségrége chez le GBS est une forme précoce, de type grand mal avec des variations dans la gravité et l'âge d'apparition non encore expliquées. L'analyse d'une famille de plus de 100 chiens nous a permis de proposer un mode de transmission autosomal récessif ou bien multigénique, avec un petit nombre de gènes impliqués. Enfin, des analyses génétiques de génotypage, sur 16 chiens, avec quelques 300 marqueurs nous ont permis d'avoir une vue d'ensemble de tous les chromosomes dans les régions étudiées. Par la recherche conjointe de gènes candidats, nous avons ainsi pu identifier des régions chromosomiques et des gènes potentiellement impliqués, nous avons également pu exclure certaines régions et certains gènes ; pour les autres régions, les informations étaient insuffisantes pour conclure. Ce travail représente ainsi une base pour explorer ces régions chromosomiques en étudiant davantage de chiens sains et atteints de la même famille et en analysant plus de marqueurs dans les régions non encore assez informatives.

Les éleveurs sont de plus en plus sensibles à ce problème et souhaitent que l'anomalie puisse être détectée avant même qu'elle ne se déclare, voire même qu'elle puisse être dépistée chez les reproducteurs. C'est en cela que nos travaux peuvent être utiles à la médecine vétérinaire et à l'élevage puisque, à partir des gènes et mutations identifiées, des tests génétiques pourront être mis à la disposition des vétérinaires, pour l'aide au diagnostic et surtout au dépistage.

Il est évident que l'intérêt de cette étude ne se limitera pas à la détection de la ou des mutations chez le GBS ; d'autres races présentant des formes cliniques similaires, seront rapidement testées pour ces mutations. De plus, comme cela a été le cas pour le Teckel, dont le gène est également impliqué dans une forme d'épilepsie humaine (de type Lafora), les gènes et les mutations identifiés dans les différentes races canines (GBS compris) représenteront autant de gènes candidats pour des épilepsies humaines dont les causes génétiques ne sont pas toutes connues. Ces recherches constitueront donc aussi un nouvel axe de recherche en médecine humaine, d'autant plus que les similitudes cliniques et physiologiques entre l'homme et le chien pourraient permettre des essais de traitements médicaux ou, à beaucoup plus long terme, des tentatives de thérapies géniques au profit de l'homme et du chien.

J'espère ainsi, avec cette étude, avoir contribué à la recherche en génétique canine dont l'intérêt est grandissant.

Liste des annexes

Annexe [1] Extraction d'ADN génomique à partir d'échantillons sanguins 70
Annexe [2] Protocole de PCR classique 71
Annexe [3] Protocole pour les gels d'Agarose 72
Annexe [4] Protocole de séquençage 73
Annexe [5] Protocole PCR genomiphi 75
Annexe [6] Protocole général de prélèvements 76
Annexe [7] Protocole de prélèvements pour les GBS 78
Annexe [8] Panels spécifiques de chromosomes pour MSS2 79
Annexe [9] Questionnaire adressé aux propriétaires de GBS épileptiques 81
Annexe [10] Liste des gènes responsables d'épilepsie chez l'homme et son correspondant chez le chien 84
Annexe [11] Résultat du Criblage génomique : CFA1 88
Annexe [12] Résultat du Criblage génomique : CFA2 89
Annexe [13] Résultat du Criblage génomique : CFA3 89
Annexe [14] Résultat du Criblage génomique : CFA4 90
Annexe [15] Résultat du Criblage génomique : CFA5 90
Annexe [16] Résultat du Criblage génomique : CFA6 91
Annexe [17] Résultat du Criblage génomique : CFA7 91
Annexe [18] Résultat du Criblage génomique : CFA8 91
Annexe [19] Résultat du Criblage génomique : CFA9 92
Annexe [20] Résultat du Criblage génomique : CFA10 92
Annexe [21] Résultat du Criblage génomique : CFA11 93
Annexe [22] Résultat du Criblage génomique : CFA12 93
Annexe [23] Résultat du Criblage génomique : CFA13 94
Annexe [24] Résultat du Criblage génomique : CFA14 94
Annexe [25] Résultat du Criblage génomique : CFA15 94
Annexe [26] Résultat du Criblage génomique : CFA16 95
Annexe [27] Résultat du Criblage génomique : CFA17 95
Annexe [28] Résultat du Criblage génomique : CFA18 95
Annexe [29] Résultat du Criblage génomique : CFA19 95
Annexe [30] Résultat du Criblage génomique : CFA20 96
Annexe [31] Résultat du Criblage génomique : CFA21 97
Annexe [32] Résultat du Criblage génomique : CFA22 97
Annexe [33] Résultat du Criblage génomique : CFA23 97
Annexe [34] Résultat du Criblage génomique : CFA24 98
Annexe [35] Résultat du Criblage génomique : CFA25 98
Annexe [36] Résultat du Criblage génomique : CFA26 98
Annexe [37] Résultat du Criblage génomique : CFA27 98
Annexe [38] Résultat du Criblage génomique : CFA28 99
Annexe [39] Résultat du Criblage génomique : CFA29 99
Annexe [40] Résultat du Criblage génomique : CFA30 100
Annexe [41] Résultat du Criblage génomique : CFA31 100
Annexe [42] Résultat du Criblage génomique : CFA32 100
Annexe [43] Résultat du Criblage génomique : CFA33 101
Annexe [44] Résultat du Criblage génomique : CFA34 101
Annexe [45] Résultat du Criblage génomique : CFA35 101
Annexe [46] Résultat du Criblage génomique : CFA36 102
Annexe [47] Résultat du Criblage génomique : CFA37 102
Annexe [48] Résultat du Criblage génomique : CFA38 102

Annexes

Annexe [1]
EXTRACTION D'ADN GÉNOMIQUE À PARTIR D'ÉCHANTILLONS SANGUINS
Kit Nucleospin – Macherey-Nagel

Avant de commencer :
- Régler un incubateur ou un bain-marie à 56°C
- Après la lyse à la Protéinase K, équilibrer le tampon BE à 70°C
- Préparer le tampon BQ2 et la solution de Protéinase K
- Centrifugeuse : JOUAN CR3-12 (vitesse max. 3930 rpm soit 2421 g)

1) Lyse de l'échantillon sanguin
- Dans un tube de 15 mL, placer :
- 2 mL de sang (ou fluide corporel) équilibré à température ambiante
- 150 µL de Protéinase K
- Ajouter :   - 2 mL de tampon BQ1 et vortexer vigoureusement pendant 10 secondes
- Incuber 15 min à 56°C

2) Ajustement des conditions de liaison de l'ADN
- Ajouter 2 mL d'éthanol absolu à chaque échantillon et vortexer

S'assurer que le lysat est à température ambiante avant de le charger sur la colonne

3) Liaison de l'ADN
- Charger 3 mL de lysat de chaque échantillon sur une colonne placée dans un tube de 15 mL
- Centrifuger 5 min 30 à 3930 rpm
- Charger le lysat restant dans la colonne correspondante
- Centrifuger 9 min à 3930 rpm
- Jeter ce qui est passé au travers la colonne et placer cette dernière sur le tube vide

4) Lavage de la membrane de silice
- 1er lavage : Ajouter 2 mL de tampon BQ2 et centrifuger 4 min à 3930 rpm
- 2ème lavage : Ajouter 2 mL de tampon BQ2 et centrifuger 19 min à 3930 rpm

5) Séchage de la membrane de silice
- Le séchage de la colonne se fait par longue centrifugation de 19 min lors du second lavage

6) Elution de l'ADN hautement pur
- Placer la colonne sur un nouveau tube collecteur et ajouter 200 µL de tampon BE à 70°C
- Incuber au moins 2 min à température ambiante
- Centrifuger 4 min à 3930 rpm
- Réaliser une 2ème élution avec 200 µL de tampon BE à 70°C

Annexe [2]
PROTOCOLE DE PCR CLASSIQUE
(Réactifs Applied Biosystems)

Dans un volume final de 10 µL par échantillon :
- Tampon 10X Gold (ABI)   1 µL   1X
- dNTP (2,5 mM) (Pharmacia)   1 µL   250 µM
- $MgCl_2$ (25 mM) (ABI)   0,8 µL   2 mM
- Taq Gold (5U/µL) (ABI)   0,1 µL   0,5U
- ADN   20 ng (minimum)
- mix oligo (3µM) (Eurogentec)   1µL   0,3 µM
- H_2O (Baxter)   qsp 10µL

Le tampon 10X Gold, dNTP (Pharmacia Biotech) et $MgCl_2$ sont conservés à -20°C puis, lorsqu'ils sont ouverts, sont placés au frigo.
La Taq doit toujours être à -20°C.
En fonction de la stringence que l'on souhaite avoir (plus il y a de $MgCl_2$, moins c'est stringent), on peut mettre jusqu'à 2 µL de $MgCl_2$ (soit 5 mM).
Pour augmenter la stringence, on peut aussi rajouter 5 à 10 % final de DMSO.
Le contrôle négatif est réalisé en remplaçant l'ADN par 5 µL d'eau Baxter.
Les oligos doivent être tous les deux à 3µM dans la même solution (Par exemple la solution-mère de chaque oligos est de 100 µM, pour obtenir un mix d'oligos à 3 µM on dilue 3 µL de chaque oligo dans 100 µL).

Programme de type touch-down (sur appareil GeneAmp PCR System 9700) selon Tm des oligos :
Ex : TD61-51
- 95°C   7 min

- 94°C   30 s   }
- 61°C   30 s (-0,5°C par cycle)   } X 20 cycles
- 72°C   1 min (ou 30 s)   }

- 94°C   30 s   }
- 51°C   30 s   } X 15 cycles
- 72°C   1 min (ou 30 s)   }

- 72°C   3 min
- 15°C   Forever

A modifier selon les résultats obtenus : TD59-49, TD63-53, TD65-55, TD67-57
Ou programme classique à 40 cycles CSTE-61 :
- 95°C   7 min   }
- 94°C   30 s   }
- 61°C   30 s   }
- 72°C   30 s   } X 40 cycles
- 72°C   3 min   }
- 15°C   Forever   }
Déposer sur gel d'agarose à 2%

Annexe [3]
PROTOCOLE POUR LES GELS D'AGAROSE
(Appareillage Hybaid)

Pour un gel à 2% d'agarose :
Dans 100 mL de TBE 0,5X, ajouter 2 g d'agarose.
Dissoudre l'agarose en le chauffant au micro-onde quelques minutes.
Rajouter 3 µL de Sybersafe (ou 6 µL de BET au 1/20ème soit 10 mg pour 100 mL) (lorsque le gel est tiède) avant de couler le gel.
Laisser solidifier pendant 30 minutes.
Conservation à 4°C dans du papier transparent (saran) puis du papier aluminium (environ 1 semaine).
Migration au maximum à 150 V dans du TBE 0,5X (à changer toutes les 10 utilisations).
Visualiser les bandes sous la plaque UV à λ=260 nm grâce au logiciel Bioprint (Vilber Lourmat) et prendre une photo.

Préparation des dépôts :

Marqueur de taille (Eurogentec) (à température ambiante) 3 µL.
Echantillon 3 µL de produits de PCR et 3 µL de bleu de bromophénol (ou 4 µL d'ADN et 6 µL de bleu).
Le BET et Sybersafe sont dangereux.
Une paillasse est prévue pour l'ensemble des manipulations réalisées avec ces réactifs.
L'ensemble du matériel utilisé pour ces manipulations est à rincer dans l'évier noté BET. Pour les erlens utilisés pour la préparation du gel, la première eau de rinçage est à placer dans le récipient contenant du charbon actif.

Réactifs :

- *Bleu de bromophénol :*

Peser 60 mg de bleu de bromophénol (Sigma) et le dissoudre dans 70 mL d'eau MilliQ.
Compléter jusqu'à 100 mL avec du glycérol.
Ce réactif est conservé congelé à -20°C puis au frigo lorsqu'il est ouvert et souvent utilisé.

- *TBE10X :*

Précalibrer un erlen de 4 ou 5 L avec 2 L d'eau MilliQ mesurée dans une éprouvette de 2 L. Marquer le niveau et retirer les 2 L d'eau.
Peser pour 1 L de réactif :
- 108 g de Tri-base,
- 55 g d'acide borique,
- 8,3 g d'EDTA.

Verser les 3 réactifs dans cet ordre dans l'erlen de 4 ou 5 L.
Rincer les récipients utilisés et ajuster au volume final avec de l'eau MilliQ (on peut réutiliser l'eau utilisée pour le précalibrage).
Filtrer sur filtre WHATMAN GF/C et porte filtre plastique
Aliquoter par bouteille de 1 L
Stocker à 4°C (durant 6 mois à 1 an).

Pour obtenir du TBE 0,5X, diluer le TBE10X dans un bidon de 5 L avec de l'eau MilliQ.

Annexe [4]
PROTOCOLE DE SÉQUENCAGE
(Réactifs Applied Biosystems)

1) PCR :
Cf. protocole de PCR classique

2) Purification (EXOSAP, Amersham Biosciences) :
Permet d'éliminer l'excédant d'oligo
Cette étape peut être supprimée si :
    - la taille des produits à séquencer est inférieure à 300-400 pb
    - la totalité des oligo est utilisée lors de la PCR : la quantité d'oligo peut être divisée par 2 dans la PCR.

Sinon mélanger : (travail dans la glace)
    - 5 µL de produit de PCR
    - 2 µL EXOSAP (toujours à -20°C)
Les quantités peuvent être modifiées, en particulier divisées par 2, mais respecter les proportions.

Programme (nommé Exosap) :
    - 15 min à 37°c
    - 15 min à 80°C
    - Forever à 4°C

3) Réaction de séquence :
Mélanger :
    - Tampon 5X (ABI)   1,25 µL   1X
    - Big Dye (ABI)   1,5 µL   1X
    - oligo L ou R (3 µM)   1 µL   0,3 µM
    - produits de PCR purifié 1 à 3 µL (selon l'intensité du produit de PCR)
    - H_2O Baxter   qsp 10 µL

En fonction de la taille des produits à séquencer, le volume de Big Dye peut être modifié tout en gardant les mêmes proportions. Par exemple, pour des séquences de taille inférieure à 1 kb, on peut utiliser 1,5 µL de tampon 5X et 1 µL de Big Dye (le Big Dye se trouve déjà dilué dans un tampon 2,5X). L'ensemble des réactifs est prêt à l'emploi, conservé à -20°C puis lorsque ces derniers sont ouverts, ils sont placés à 4°C sauf le Big Dye qui est toujours conservé à -20°C.

Programme Big Dye : 3H
    - 96°C pendant 2 min

    - 96°C pendant 30 s   }
    - 55°C pendant 15 s   } X 30 cycles
    - 60°C pendant 4 min   }

    - 15°C Forever

4) Purification sur G50 :

Elimination des dNTP fluorescents non incorporés

Répartir le Séphadex G50 dans une plaque de filtration (millipore, multiscreen HV). Pour cela, remplir la plaque en fonte de résine à l'aide de la plaque de verre, en fonction du nombre de puits à utiliser, et la retourner sur une plaque 96 puits avec filtre. Nettoyer la plaque en verre avec de l'éthanol et la plaque en fonte avec un essuie-tout.

Ajouter 300 µL d'eau MilliQ.
Laisser reposer 3H à température ambiante (ou plus longtemps à 4°C).
Positionner la plaque millipore sur une plaque 96 puits à l'aide d'un adaptateur bleu.
Centrifuger 5 min à 2500 rpm (centrifugeuse JOUAN GR411) ou 2250 rpm (centrifugeuse JOUAN CR3 12).
Eliminer l'eau récupérée dans la plaque 96 puits.
Scotcher la plaque millipore sur une plaque microAmp du séquenceur.
Déposer le volume total des réactions de séquence sur les plaques de G50.
Centrifugation 5 min à 2500 rpm ou 2250 rpm.
Récupération du produit de PCR filtré à déposer sur séquenceur.

La plaque de filtration peut être réutilisée 6 à 7 fois (ainsi que les plaques microAmp) : jeter le Séphadex, rincer la plaque millipore à l'eau osmosée, mettre à tremper la plaque pendant 1 nuit, sécher la plaque à l'étuve (75°C au moins 30 min).

5) Préparation des échantillons pour migration sur le séquenceur capillaire ABI3130XL :

La formamide se stocke à -20°C (aliquoter à -20°C, le tube entamé sera stocké à +4°C) et est un produit toxique. Tout matériel contaminé par ce réactif doit être jeté dans une poubelle spéciale.

Ajouter 5 µL de formamide par puit (volume final de 12 µL = environ 7 µL de produit à séquencer + 5 µL de formamide)
Stocker à 4°C à l'abri si la dénaturation n'est pas faite tout de suite.
Dénaturer 5 min à 95°C puis conserver à 4°C jusqu'à migration sur séquenceur.

Pour les plaques ayant contenu de la formamide, les centrifuger à l'envers sur de l'essuie-tout, les rincer une première fois à l'eau MilliQ puis les égoutter sur de l'essuie-tout. Jeter les essuie-tout contenant de la formamide dans la poubelle appropriée. Rincer abondamment les plaques à l'eau MilliQ et les faire sécher à l'étuve (75°C au moins 15 min).

Annexe [5]
PROTOCOLE PCR GENOM IPHI
(GenomiPhi DNA Amplification Kit Amersham Biosciences)

1) Dénaturation de l'échantillon :
Mettre 1 µL d'échantillon (de 1 à 0,5 mg) dans 9 µL de tampon (sample buffer).
3 min à 95°C puis le placer à 4°C (programme chien/heat95).

2) Préparation de la réaction d'amplification :
Pour chaque réaction d'amplification, mélanger 1 µL d'enzyme (ADN pol d1) avec 9 µL de tampon de réaction (reaction buffer).
Ajouter ce mélange à l'échantillon dénaturé.

3) Incubation à 30°C pendant 16 à 18 heures.

4) Inactivation de la polymérase après amplification :
Puis incuber l'échantillon à 65°C pendant 10 min.
Enfin le mettre à 4°C (prog chien/genomiphi 30°C/65°C/4°C).

Les réactifs sont conservés à -80°C.
Les réactifs sont décongelés à température ambiante sauf l'enzyme qui est décongelée à 4°C. Il est préférable d'aliquoter un volume adéquat de l'enzyme avant manipulation.
Il faut prévoir un témoin négatif. Il est composé de 9 µL de sample buffer, 1 µL d'enzyme et de 9 µL de tampon de réaction.
Faire extrêmement attention aux contaminations car le kit est très sensible.
Procéder à une PCR classique sur le témoin négatif pour vérifier qu'il n'y a pas d'amplification.

Annexe [6]

PROTOCOLE GÉNÉRAL DE PRÉLÈVEMENTS

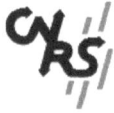

CENTRE NATIONAL DE LA RECHERCHE SCIENTIFIQUE

UNIVERSITÉ RENNES 1

U.M.R 6061

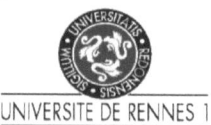

CNRS, UMR6061, Laboratoire de Génétique et Développement,

2, Avenue Léon Bernard, Faculté de Médecine, Rennes 35043.

Catherine ANDRE,   email : catherine.andre@univ-rennes1.fr

Laetitia HERBIN   email : laetitia.herbin@univ-rennes1.fr

tel. 02 23 23 45 09   Fax 02 23 23 44 78

Dans le cadre de recherches génétiques dans les différentes races canines, nous souhaiterions recueillir des échantillons sanguins **de chiens LOF** appartenant à toutes races.

Pouvez vous nous envoyer :

- **copie du (des) pedigree(s)**

- **le prélèvement sanguin :**

5 ml sur tubes EDTA K3 (tubes de prélèvements à bouchons mauves).
Bien mélanger par retournement pour éviter la coagulation du sang.

- **ou frottis buccal** (cellules de la muqueuse) (que nous vous enverrons):

Glisser l'écouvillon entre la gencive supérieure et la joue, appuyer avec le pouce et tourner pendant 20 sec. Couper la brosse et la placer sans la toucher dans les tubes fournis (contenant de l'éthanol). Procéder à 2 prélèvements par chien.

Indiquer sur le tube: **le nom et la race du chien.**

Dès le prélèvement effectué, mettre à 4° C et **envoyer par la poste rapidement** (Distingo ou Colissimo à température ambiante).

- **Le tableau ci-joint complété :**

Nous vous remercions de votre collaboration, n'hésitez pas à nous contacter ou consulter notre site http://www-recomgen.univ-rennes1.fr/doggy.html, pour des renseignements complémentaires.

Les frais d'envois et /ou de prélèvements peuvent être remboursés sur présentation d'une facture à l'ordre du CNRS UMR6061 et d'un RIB du vétérinaire.

Date de	Nom du	Identification	Race	Date de	Sexe	Robe	Poids	Maladie	Autre

prélève-ment	chien	(LOF, puce tatouage,)		naissance				génétique	

J'autorise ce prélèvement sur mon/mes chiens, dans le cadre de la recherche sur la diversité et les maladies génétiques dans l'espèce canine. Les informations fournies seront confidentielles :

- Le prélèvement pourra être utilisé par le CNRS et ses laboratoires partenaires
- L'identité du prélèvement reste confidentielle.

Fait à :   Le :

Le propriétaire :   Le vétérinaire :

Annexe [7]

PROTOCOLE DE PRÉLÈVEMENT POUR LES GBS

CENTRE NATIONAL DE LA RECHERCHE SCIENTIFIQUE

UNIVERSITÉ RENNES 1

U.M.R 6061

GÉNÉTIQUE ET DÉVELOPPEMENT

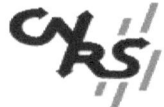

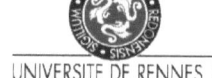

Dr. Catherine André
Tel : 02 23 23 45 09
Fax : 02 23 23 44 78
E-mail : candre@univ-rennes1.fr

Madame, Monsieur,

Compte tenu du problème d'épilepsie dont souffrent hélas trop de Grands Bouviers Suisses, nous avons été sollicités par plusieurs éleveurs. En effet, nous sommes un laboratoire de recherche du CNRS travaillant sur la génétique canine et en particulier sur l'origine génétique d'affections héréditaires. Le but de nos recherches est d'identifier le ou les gènes responsables de maladies génétiques, dans le cas présent, de cette forme d'épilepsie chez le Grand Bouvier Suisse, afin de développer un test génétique de dépistage précoce, qui permettrait à terme de contenir ce problème dans vos élevages. De plus, les résultats de ces recherches pourraient directement bénéficier à la recherche sur l'épilepsie chez l'homme dont il existe de très nombreuses formes mortelles chez le très jeune enfant pour certaines.

Pour participer à ce projet de recherche, il faudrait nous faire parvenir les informations suivantes pour des chiens non atteint d'âge supérieur à 4 ans (témoins sains) et des chiens atteints ou suspects et des chiens que vous suspectez porteurs :

- **le diagnostic clinique** fait par votre vétérinaire et/ou vos observations personnelles,

- **le pedigree du chien**,

- **les prélèvements sanguins** : 5 ml sur EDTA K3 (tubes à bouchon mauve).

Bien mélanger par retournement pour éviter la coagulation du sang.

Indiquer sur le tube : le nom, la race, le sexe.

Dès le prélèvement effectué, mettre à 4° C et <u>envoyer par la poste le plus rapidement possible</u> (Colissimo ou Distingo) à température ambiante (il est possible de conserver les échantillons à 4°C, 2 ou 3 jours de façon à envoyer plusieurs prélèvements en même temps).

Bien entendu, les données recueillies sont confidentielles.

Je reste bien sur à votre disposition pour tout renseignement complémentaire et vous remercie par avance de votre collaboration. Pour le remboursement des frais de prélèvement et/ou de port, vous pouvez me faire parvenir une facture au nom du CNRS et un RIB.

Dr. Catherine André

Annexe [8]
PANELS SPÉCIFIQUES DE CHROMOSOMES POUR MSS2, LISTES PAR NOM DE MULTIPLEX[a], SUIVI DU NOM DU MARQUEUR[b], DE LA QUANTITÉ D'AMORCE[c] ET DU MARQUEUR FLUORESCENT[d] (49).

1.1	FH3413	0.8	P	REN112I02	0.8	V	C01.424	0.8	F	C00901	0.8	P	FH2793	0.6	P	FH2326	1.0	N
1.2	FH3325	0.8	P	FH3300	0.8	N	C01.251	0.8	N	FH2309	0.8	V	REN143K19	0.6	V			
1.3	FH2663	1.1	F	FH3603	1.5	F	FH3922	1.1	F	FH2294	0.3	N						
2.1	FH3210	0.8	P	REN303H07	0.8	V	REN70M14	0.8	V	FH3965	0.8	F						
2.2	FH2890	0.4	N	C02.609	0.6	P	FH2613	0.6	V	FH2132	0.6	F						
2.3	FH2274	0.8	N	FH2608	0.8	P	C02.342	0.8	F									
3.1	REN161A12	0.6	F	FH3252	0.6	P	FH3464	0.6	V	FH2316*	0.8	N	FH3377	0.6	N			
3.2	FH3115	0.8	N	C03.629	1.2	V	FH2145	0.8	P	REN260I04	0.6	F						
3.3	FH3396	1	F	FH2302	0.8	V												
4.1	REN295N18	0.4	P	REN303C04	0.4	V	FH2732	0.8	F	FH3310	0.8	F	REN74B13	0.6	V	AHT103	0.8	F
4.2	FH2776	1.0	P	REN195B08	0.8	N	FH2097	0.6	N	G07704	0.6	V						
5.1	FH3004	0.8	F	DTR05.8	0.8	N	FH3978	1.0	P	REN175P10	0.6	V	CPH14*	0.8	N			
5.2	FH3928	0.8	P	FH3320	0.6	N	FH3702	0.8	F	FH3089	0.8	V						
5.3	FH2140	0.8	P	REN285I23*	0.8	V	FH3278	0.8	P	C05.771	0.6	V						
6.1	FH2525	0.8	V	FH2561	1.4	N	FH2734	0.8	V	FH2164*	0.8	V	FH3303	0.5	P			
6.2	FH2576	0.6	F	FH3933	0.8	P	FH2370	0.8	N									
6.3	REN285H12	0.8	F	FH2119	0.8	N	REN111L07	0.8	P									
7.1	REN97M11	0.8	P	FH3972	0.6	N	REN162C04	0.8	V	REN143L20	0.6	P	FH2860	0.4	V			
7.2	FH2226	0.8	N	VIASD10	0.8	P	FH2973	0.8	P									
8.1	FH3241	0.8	P	REN204K13	0.8	N	FH3316	0.8	V	C08.618	0.8	F						
8.2	FH3425	0.8	N	C08.410	0.8	F	REN178J05	0.6	F	FH2989	1.0	V						
9.1	GALK1	0.6	V	FH2263	0.8	N	C09.173	0.4	N	REN54L20	0.4	F	G06401	0.6	P	REN287G01	0.6	N
9.2	FH2186	1.4	V	REN145P07	0.6	P	FH3835	0.3	F	REN73K24	0.3	V	FH2885	0.4	N			
10.1	FH2537	0.8	N	FH4081	0.8	P	C10.781	0.6	V	ZUBECA1	0.4	N	DTR10.5	0.8	F	FH3381*	0.8	P
10.2	REN06H21	0.8	P	FH2293	0.8	V	C10.16	0.8	F	FH2422	0.8	N						
11.1	FH3203	0.8	V	REN242K04	0.8	F	FH2004	0.6	F	C11.868	0.8	P	C11.873	0.8	V	DGN13	0.8	V
11.2	AHT137	0.3	V	FH4031	0.8	P	FH2319	1.0	N	FH2019	0.2	N						
12.1	REN153O12	0.6	F	FH2401	0.6	V	FH3591	0.6	N	G01811	0.6	P	REN94K11	0.6	N			
12.2	REN258L11	0.8	P	REN213F01	0.8	F	FH3711*	0.8	N	FH1040	0.6	V	FH3748	0.8	P			
13.1	C13.391	0.8	N	FH3494**	0.8	V	REN120P21	0.6	F	FH3619	0.6	P	DTR13.6	0.6	F	FH2348	1.2 V REN227M12**	0.8 P
	FH3800	0.6	N															
14.1	FH3951	1	F	FH3725	0.6	P	FH2658	1	P	FH2763	0.4	F						
14.2	C14.866	0.8	F	FH3285	0.8	P	PEZ10	0.8	V									
15.1	FH4012	0.6	P	FH3813	0.8	V	FH2171	0.6	N	CPH4	0.8	N	REN230G12	0.6	F			
15.2	FH3802	0.6	V	REN06C11	0.6	F	FH2360	0.8	P									
16.1	REN214L11	0.4	V	FH2670	0.6	F	REN73O19	0.6	P	REN85N14	0.8	P	FH3592	0.8	V			
16.2	FH2155	1.0	N	REN275L19	0.4	N	FH2175	1.2	F									
17.1	REN240A05	0.6	F	FH3369	0.6	P	REN294E18	0.6	V	FH3995	0.8	F						
17.2	FH3047	0.8	P	FH4023	0.8	P	PEZ8	1.0	N	FH2869	0.6	V						

18.1	FH4060	1.0	N	FH3944*	0.8	P	FH3824	0.4	V	FH3815	0.4	F	REN54P11*	0.8	P	FH2834	0.4	N	REN47J11*	0.8	V
	AHT130	0.6	F																		
19.1	REN213G21	0.6	V	FH3491	0.4	F	FH3313	1.0	P	FH2206*	0.8	P	FH2380	0.6	N						
19.2	FH3299	0.6	V	FH3834	0.6	F	FH3969	0.6	N												
20.1	PEZ19	0.8	N	FH2951	0.6	F	FH2158	1.0	P	REN114M19	0.4	F									
20.2	REN55P21*	0.8	N	REN100J13	0.8	P	REN93E07	0.2	V	AHTk209	1.0	N									
21.1	FH3803	1.0	P	FH2233**	0.8	F	REN118B15	0.3	V	FH2441	0.8	N	REN37A15	0.3	V	FH3398	0.8	P	FH2312**	0.8	N
22.1	REN42F10	0.8	V	FH3355	0.8	V	FH3411	0.8	N	FH3853	0.8	P									
22.2	REN49F22	1.0	N	REN128E21	1.0	P	C22.279	0.4	V	REN78I16	0.6	F									
23.1	FH3078	0.8	P	FH2508	1.0	P	FH2626	0.8	F	REN113M13	0.6	V	REN02P03	0.8	N	REN181K04	0.8	P			
24.1	FH3023	0.8	P	FH2261*	0.8	F	AHT125	0.8	P	FH3287	0.8	F	REN228J19	0.8	V						
24.2	FH3750	0.8	P	FH2159	0.8	N	REN106I06	0.6	V	REN272I16	0.4	F									
25.1	REN54E19	0.8	F	FH3245*	0.8	P	FH2324	0.3	N	FH2141	1.0	N	FH3627	0.3	V	FH4027	0.7	F			
26.1	REN62M06	0.4	N	DTR26.9	0.4	V	FH3426	0.4	V	DGN10*	0.8	P	FH2130	1.0	N	C26.733	0.6	F			
27.1	FH3221	0.8	P	PEZ6	0.6	F	REN181L14	0.4	N	REN72K15	0.4	V									
27.2	FH2289	0.8	P	PEZ16	0.3	N	LEI002	0.3	F	FH3924	0.6	V									
28.1	C28.176	0.8	V	FH3963	0.8	P	FH2585	0.8	F	REN146G17	0.8	V	FH2208*	0.8	N						
29.1	FH2952	0.8	P	FH2364*	0.8	F	REN52D08	0.4	V	REN45F03	0.8	F	FH2385	1.0	V	FH1007	0.3	V			
30.1	FH3489	0.4	F	REN51C16	0.4	P	REN248F14**	0.8	V	FH2290	1.0	N	FH3632**	0.8	P	FH3053	0.4	F			
31.1	FH2189	0.8	N	RVC11	0.6	V	REN43H24	0.6	N	REN109B10	1.2	P	REN110K04*	0.8	P	FH2712	0.4	F			
32.1	REN244E04	0.3	F	CPH2	0.4	V	FH2875	0.6	N	FH3635	1.0	F	FH3236	0.8	N	AHT127	0.3	V	FH3294*	0.8	P
33.1	FH2790	0.4	F	FH3608	0.8	F	FH2361	0.3	V	REN186B12	0.6	V	FH2165*	0.8	N						
34.1	FH3721	0.8	P	REN174M24	0.6	F	REN243O23	0.8	F	REN314H10	0.4	V									
34.2	REN109L16	0.8	N	FH2377	0.8	F	FH3836	0.8	N												
35.1	FH3570	0.8	F	REN282I22	0.4	V	REN94K23	0.6	N	REN112C08	0.6	P									
36.1	REN106I07	0.8	V	FH2611	0.8	P	REN179H15	0.8	P	FH3865	0.8	V	DTR36.3*	0.8	N						
37.1	FH3272	0.8	F	H10101	0.8	P	REN67C18	0.8	P	FH3449	0.8	F	FH2532	0.8	N						
38.1	FH2766	0.8	P	REN02C20	0.8	F	REN164E17	0.8	N												
X.1	FH2916	0.8	F	REN101G16	1.0	N	D04614	0.8	F	REN144O22	0.6	V									
X.2	FH3027	0.8	N	FH1020	0.8	F	FH2985	0.6	N	REN230I20	0.6	V									
X.3	REN130F03	0.8	F	FH2584	0.8	N	REN75A05	0.8	P												
Y.1	REN197E16	0.8	V	REN44K10**	0.6	F	DTRY.13**	0.4	F	REN75H09	0.2	V	REN173O16	0.2	F						

[a]Annoncé par chromosome puis le numéro du multiplex sur le chromosome.
[b]Noms des marqueurs ; * indique que le marqueur a été amplifié individuellement puis inclus dans le panel ; ** indique que les marqueurs sont co-amplifiés puis inclus dans le panel.
[c]Quantité total (μL) d'amorce (droite et gauche) dans le multiplex.
[d]F=6FAM, P=PET, V=VIC et N=NED.

Annexe [9]
QUESTIONNAIRE ADRESSÉ AUX PROPRIÉTAIRES DE GBS ÉPILEPTIQUES
CENTRE NATIONAL DE LA RECHERCHE SCIENTIFIQUE
UNIVERSITÉ RENNES 1
U.M.R 6061 GÉNÉTIQUE ET DÉVELOPPEMENT

Catherine André et Anaïs Grall

2 avenue du Professeur Léon Bernard

35043 Rennes Cedex

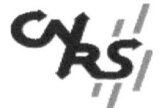
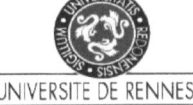

FICHE DE RENSEIGNEMENTS SUR L'EPILEPSIE

Propriétaire :   Vétérinaire :

IDENTIFICATION DU CHIEN

Nom :   *Identification (tatouage ou puce) ou LOF* :

Sexe :   mâle ☐   femelle ☐   mâle castré ☐   femelle stérilisée ☐

Date de naissance :   *Race* : Grand Bouvier Suisse

Mode de vie :   maison ☐   chenil ☐   avec d'autres animaux ☐, précisez   autres ☐ précisez

Ce chien a-t-il eu des antécédents familiaux d'épilepsie :   non ☐   oui ☐   ne sait pas ☐

MALADIES ANTÉRIEURES

Vaccination : annuelle : oui ☐   non ☐ si non, à quelle fréquence :   vaccins effectués :

Maladies antérieures et dates approximatives :

APPARITION DE LA PREMIÈRE CRISE D'EPILEPSIE

Age d'apparition de la première crise :

Dans quelles circonstances s'est passée la première crise (moment de la journée ? avant ou après le repas ? animal éveillé ? ….) :

Facteur déclanchant (bruit, stress…) :

Avez-vous constaté des signes dans les heures ou jours précédents la première crise qui indiquaient/vous laissaient penser que quelque chose allait se produire :

Durée de la crise :

DESCRIPTION DES CRISES

Avant la crise :

- Comportement étrange…. non ☐ oui ☐, précisez :
- Yeux hagards……………. non ☐ oui ☐
- Désorientation…………… non ☐ oui ☐
- Agitation………………… non ☐ oui ☐
- Autres :

Pendant la crise :

- Chute……………………… non ☐ oui ☐   - Vomissements………non ☐ oui ☐
- Perte de conscience…….. non ☐ oui ☐   - Miction…………………non ☐ oui ☐
- Pédalage des membres…. non ☐ oui ☐   - Défécation………………non ☐ oui ☐
- Grincements des dents…. non ☐ oui ☐   - Fièvre……………………non ☐ oui ☐
- Spasmes généraux……… non ☐ oui ☐   - Durée de la crise :
- Salivation……………… non ☐ oui ☐   - Autres :

Après la crise :

- Calme…………………… non ☐ oui ☐
- Désorientation…………… non ☐ oui ☐
- Agressivité……………… non ☐ oui ☐
- Sommeil………………… non ☐ oui ☐
- Autres :

Durée de la crise des signes préliminaires jusqu'au retour à la normale :

Avez-vous observé un ou plusieurs des symptômes préliminaires non suivis d'une crise :

DURÉE ET FRÉQUENCE DES CRISES

Les crises se produisent : la nuit uniquement ☐   le jour uniquement ☐   indifféremment ☐
quand le chien dort ☐   quand le chien est réveillé ☐   indifféremment ☐

Nombre de crises jusqu'à présent :

Fréquence des crises : par semaine ____   par mois ____   par an ____

Au cours du temps, les crises (sans traitement) deviennent :   moins fréquentes ☐   plus fréquentes ☐
moins longues ☐   plus longues ☐
moins sévères ☐   plus sévères ☐

S'il y a plusieurs crises dans la même journée :

- la première crise se produit le plus souvent : la nuit ☐ le jour ☐ indifféremment ☐
- nombre de crises :
- intervalle de temps entre les différentes crises :
- durée des crises : semblable ☐ différente ☐, précisez :

TRAITEMENT ENTREPRIS ET DEVENIR DE L'ANIMAL

L'animal est-il sous traitement : non ☐ oui ☐

Si oui : - date du premier traitement : âge du chien :

- listez les différents traitements prescrits :

	nom	dosage/mg	fréquence	dates
1.				
2.				
3.				

Décrivez l' (les) effet(s) du (des) traitement(s) sur les crises (moins fréquentes ? moins longues ? moins de symptômes ? ….) :

L'animal a-t-il subi des examens cliniques complémentaires : non ☐ oui ☐, précisez :

(joindre éventuellement une copie de la feuille d'analyse, si cela n'a pas déjà été fait)

L'animal est-il décédé : non ☐ oui ☐ si oui, à quelle date : cause de la mort :

Remarques éventuelles concernant l'animal :

Merci pour le temps et l'attention que vous avez consacrés à remplir ce questionnaire

Annexe [10]

LISTE DES GÈNES RESPONSABLE D'ÉPILEPSIE CHEZ L'HOMME ET SON CORRESPONDANT CHEZ LE CHIEN (39, 85, 86)

Gènes connus	Signification et synonymes	Localisation chez l'homme	Localisation chez le chien	Quel type d'épilepsie chez l'homme?
ANKH	ankylosis, ccal2, cmdj, transporteur de diphosphates	chr5p15.2-p15.1 14 757 913 - 14 925 459	cfa4 91 356 963 - 91 470 133	Early childhood seizures + autosomal dominant chondrocalcinosis
ARC	activity-regulated cytoskeleton-associated protein, kiaa0278	chr8q24.3 143 689 412 - 143 692 835		IGE (= idiopathic generalized epilepsy)
BRD2	bromodomain containing 2, RING 3	chr6p21.3 33 044 415 – 33 057 075	cfa12 5 541 637 – 5 548 788	JME (= juvenile myoclonic epilepsy), EJM1
CACNA1A	calcium channel 1 type α1 polypeptide isoform 4, ea2, mhp, sca6	chr19p13 13 179 088 - 13 478 038	cfa20 51 822 487 - 52 036 979	SCA6 (= spinocerebellar ataxia) + FHM1 (= familial hémiplégie migraine) + EA2 (= episodic ataxia)
CACNA1H	T-type calcium channel	chr16p13.3 1 143 739 - 1 211 772	cfa6 42 552 036 - 42 574 199	CAE (= childhood absence epilepsy)
CACNB4	calcium channel voltage dependant β 4 subunit, ejm, ea5	chr2q22-23 152 403 879 - 152 663 771	cfa19 56 021 060 - 56 208 002	IGE + JME
CHRNA4	neuronal nicotinic acethylcholine receptor α 4 subunit, ebn, bfnc, nacra4	chr20q13.2 61 445 864 - 61 480 197		ADNFLE 1 (= autosomal dominant noctural frontal lobe epilepsy)
CHRNA7	α 7 nicotinic cholinergic receptor subunit, nachra7	chr15q14 30 109 993 - 30 252 014	cfa3 39 708 367 - 39 725 043	JME, EJM2
CHRNB2	cholinergic receptor nicotinic β 2, efnl3	chr1q21.3 152 806 881 - 152 819 126	cfa7 45 764 643 - 45 770 670	ADNFLE 3
CLCN2	chloride channel 2, egma, eca3	chr3q26 185 546 692 - 185 562 082	cfa34 20 231 730 - 20 245 854	IGE

CSTB	cystatine B, inhibiteur de diverses cathépsines lysosomales	chr21q22.3 44 016 826 - 44 020 585	cfa31 40 050 647 - 40 051 509	EPM1 = Unverricht-Lundborg type, autosomal recessive neurodegenerescence disorder
DBI	diazepam binding inhibitor splice form 1 c, mgc70414	chr2q12-q21 119 841 055 - 119 846 586	cfa19 33 665 473 - 33 670 711	IGE
EFHC1	EF-hand domain-containing protein 1, myoclonin 1	chr6p12.3 52 393 065 – 52 465 303	cfa12 23 069 739 – 23 132 995	JME
EPM2A	Laforine protein	chr6q24 145 988 134 - 146 098 853	cfa1 39 913 038 - 40 019 725	PME (= progressive myoclonic epilepsy) = Lafora disease
EPM2AIP1	EPM2A interacting protein 1	chr3p22.1 37 005 502 - 37 009 688	cfa23 9 897 809 - 9 899 551	Lafora disease
GABRA1	γ aminobutyric acid γ a receptor α 1, ejm	chr5q34-q35 161 207 263 - 161 258 992	cfa4 52 213 113 - 52 265 985	JME
GABRD	γ aminobutyric acid a receptor δ	chr1p36 1 940 640 - 1 952 052	cfa5 59 985 863 - 59 996 203	GEFS+ (= generalized epilepsy with febrile seizures plus) + IGE + CAE + FS (= febrile seizure)
GABRG2	γ aminobutyric acid a receptor γ 2, gefsp3, eca2, cae2	chr5q34 161 427 295 - 161 515 122	cfa4 52 000 524 - 52 105 089	GEFS+ type 3 + CAE
GRIK2	glutamate receptor 6, ba487f5, mgc74427	chr6q16.3-q21 101 953 385 - 102 624 651	cfa12 62 638 119 - 62 991 193	IGE + JME
HIRIP5	HIRA-interacting protein 5, NFU1	chr2p15-p13 69 476 403 - 69 518 257	cfa10 71 290 887 - 71 318 358	Lafora disease
HP	haptoglobuline, mgc111141, hp2α	chr16q22.1 70 646 009 - 70 652 441	cfa5 80 801 993 - 80 806 601	IGE
JRK/JH8	sarcoplasmic/endoplasmic reticulum Ca^{2+}/ATPase, ECA1	chr8q24 143 742 771 - 143 744 479	cfa13 39 790 434 - 39 792 059	CAE
KCNA1	potassium voltage-gated channel subfamily A member 1	chr12p13 4 890 806 – 4 892 293	cfa27 42 963 751 – 42 965 238	EA1 + partial epilepsy

Gene	Description	Location (human)	Location (canine)	Associated condition
KCNAB2	potassium voltage gated channel β member 2, mgc117289	chr1p36.3 5 974 113 - 6 083 840	cfa5 62 989 537 - 63 019 120	characteristic craniofacial abnormalities + mental retardation + IGE
KCNJ10	ATP sensitive inward rectifier potassium channel 10, kir4 1	chr1q23.2 158 273 881 - 158 306 662	cfa38 25 148 668 - 25 149 807	IGE + JME
KCNMA1	large conductance calcium activated potassium channel subfamily m α member 1, mgc71881	chr10q22 78 307 361 - 79 068 359	cfa4 30 054 841 - 30 345 318	IGE + dyskinésie
KCNQ2	potassium voltage gated channel kqt like protein 2, enb1, hnspc	chr20q13.33 61 502 007 - 61 574 437	cfa24 50 107 441 - 50 135 495	BFNC 1 (= benign neonatal convulsions) autosomal dominant
KCNQ3	potassium channel voltage gated subfamily q member 3, kv73, ebn2	chr8q24 133 210 691 - 133 561 961	cfa13 31 810 606 - 31 858 601	BFNC 2
LGI1	leucin-rich glioma-inactivated protein 1	chr10q24 95 507 632 – 95 547 906	cfa28 10 964 801 – 11 003 562	ADPEAF (= autosomal dominant partial epilepsy with auditory features)
ME2	malic enzyme mitochondrial	chr18q21 46 659 433 - 46 728 256	cfa1 27 016 792 - 27 062 785	adolescent-onset IGE
NHLRC1	NHL repeat containing, EPM2B, mgc119265	chr6p22.3 18 229 629 - 18 230 816	cfa35 19 939 699 - 19 941 770	Lafora disease
OPRM1	opioid receptor μ 1, kiaa0403	chr6q24-q25 154 402 136 - 154 609 693	cfa1 47 018 028 - 47 082 698	IAE (= idiopathic absence epilepsy)
PPP1R3C	protein phosphatase 1 regulatory subunit 3c, PPPR5	chr10q23-q24 93 378 183 - 93 382 838	cfa28 9 166 594 - 9 169 578	Lafora disease
SCN1A	sodium channel voltage gated type I α, gefsp2	chr2q24.3 166 553 919 - 166 638 395	cfa36 14 120 290 - 14 195 687	GEFS+ type 2 + SMEI (= severe myoclonic epilepsy of infancy) + FHM3
SCN1B	sodium channel voltage gated type I β, gefsp1	chr19q13.1 40 213 374 - 40 223 192	cfa1 120 412 274 - 120 419 152	GEFS+ type 1

| SCN2A | sodium channel voltage gated type II α, bfic3, hbsci | chr2q21-q33
165 858 829 - 165 954 785 | cfa36
13 532 170 - 13 615 200 | GEFS+ + benign familial infantile convulsions |
|---|---|---|---|---|
| SLC25A22 | mitochondrial glutamate/H$^+$ symporter, GC1 | chr11p15.5
780 478 - 786 221 | | sever neonatal epilepsy with suppression-burst pattern |
| SLC4A3 | chloride/bicarbonate anion exchanger family 4 member 3 | chr2q36
220 200 529 - 220 214 946 | cfa37
29 137 454 - 29 150 952 | IGE |

Annexe [11]
RÉSULTAT DU CRIBLAGE GENOMIQUE : CFA1

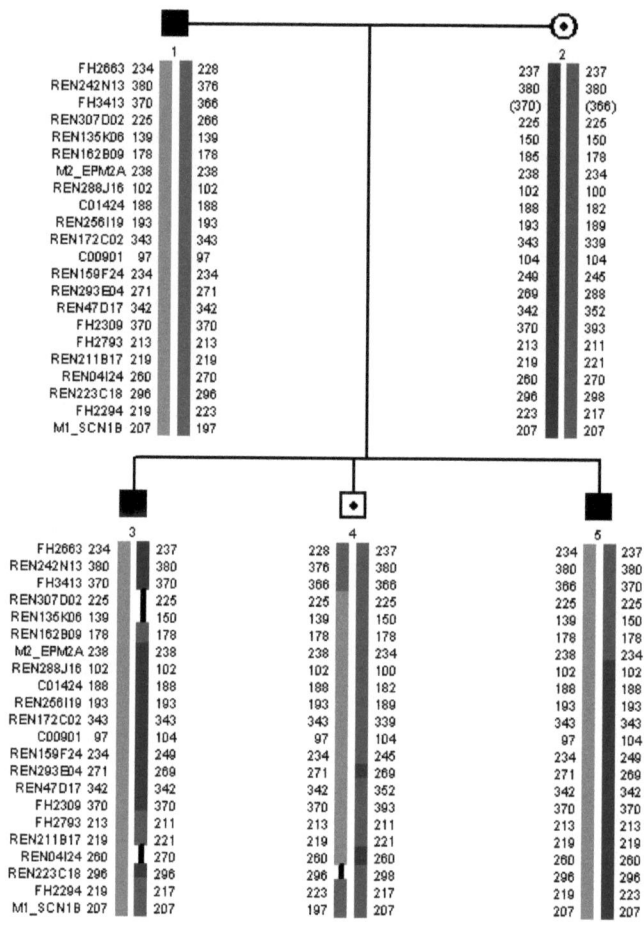

Annexe [12]
RÉSULTAT DU CRIBLAGE GENOMIQUE : CFA2

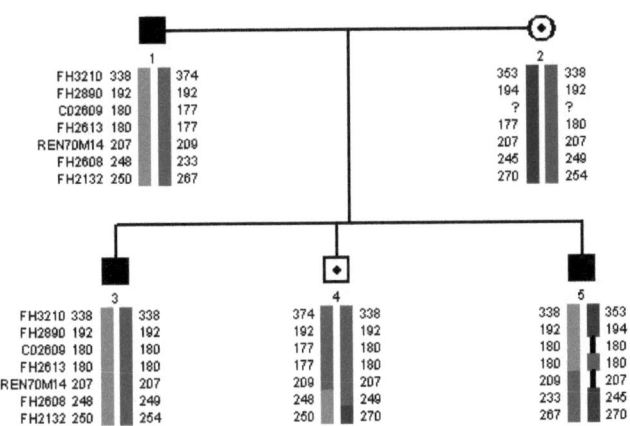

Annexe [13]
RÉSULTAT DU CRIBLAGE GENOMIQUE : CFA3

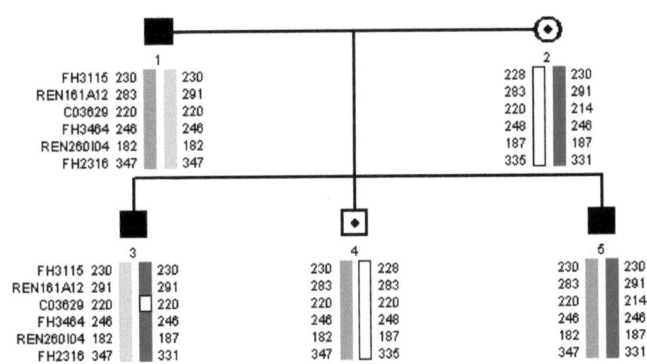

Annexe [14]
RÉSULTAT DU CRIBLAGE GENOMIQUE : CFA4

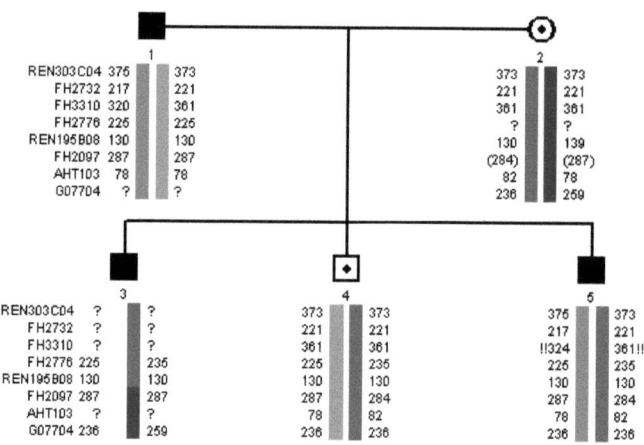

Annexe [15]
RÉSULTAT DU CRIBLAGE GENOMIQUE : CFA5

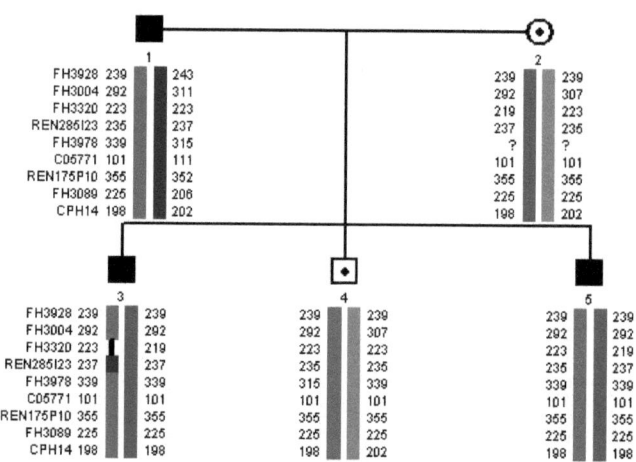

Annexe [16]
RÉSULTAT DU CRIBLAGE GENOMIQUE : CFA6

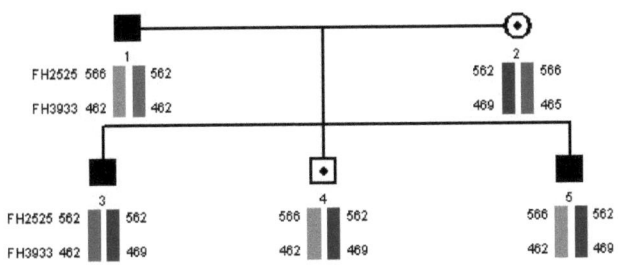

Annexe [17]
RÉSULTAT DU CRIBLAGE GENOMIQUE : CFA7

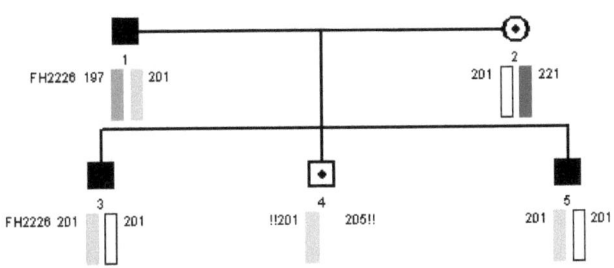

Annexe [18]
RÉSULTAT DU CRIBLAGE GENOMIQUE : CFA8

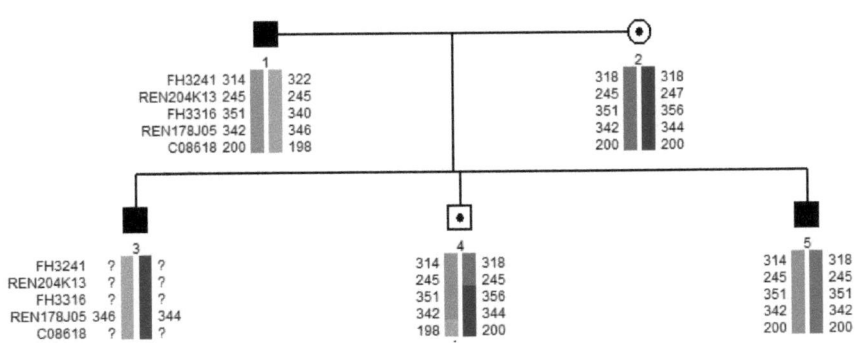

Annexe [19]
RÉSULTAT DU CRIBLAGE GENOMIQUE : CFA9

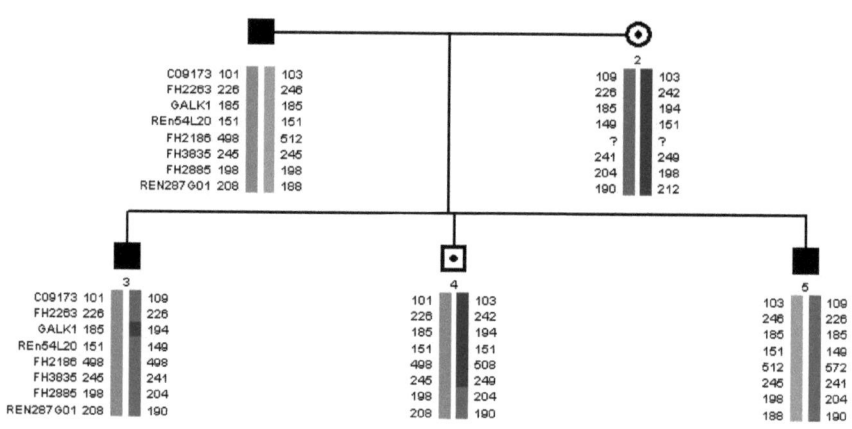

Annexe [20]
RÉSULTAT DU CRIBLAGE GENOMIQUE : CFA10

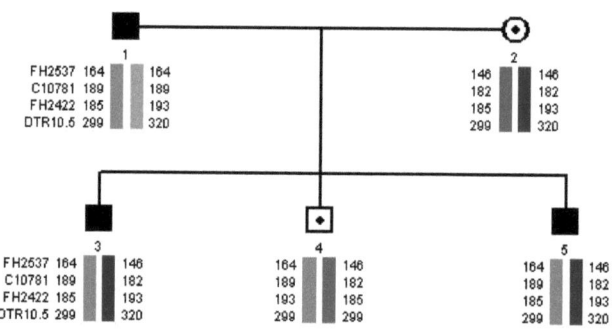

Annexe [21]
RÉSULTAT DU CRIBLAGE GENOMIQUE : CFA11

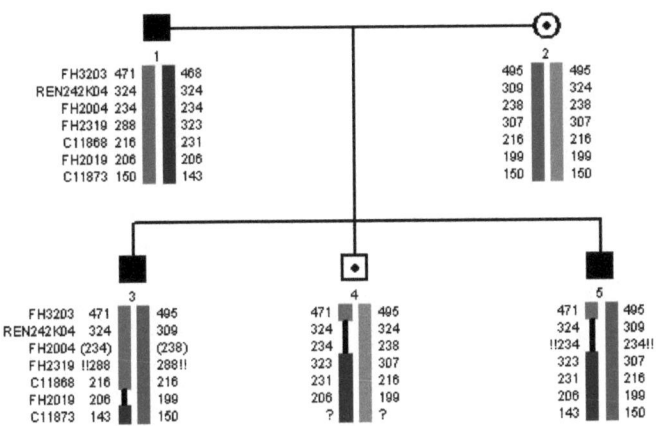

Annexe [22]
RÉSULTAT DU CRIBLAGE GENOMIQUE : CFA12

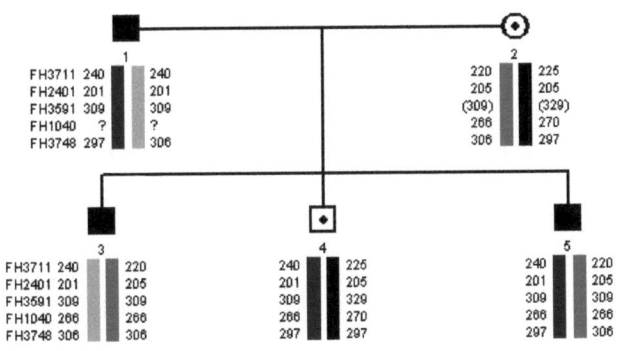

Annexe [23]
RÉSULTAT DU CRIBLAGE GENOMIQUE : CFA13

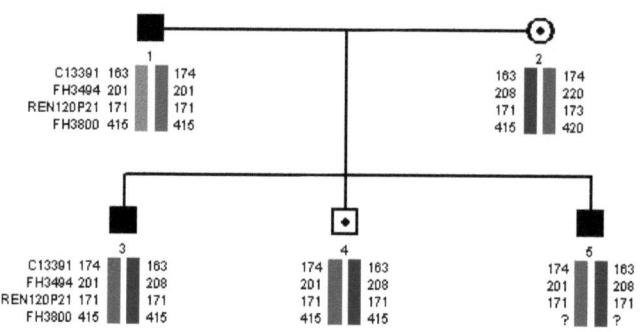

Annexe [24]
RÉSULTAT DU CRIBLAGE GENOMIQUE : CFA14

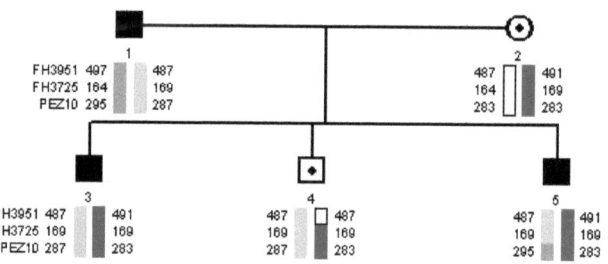

Annexe [25]
RÉSULTAT DU CRIBLAGE GENOMIQUE : CFA15

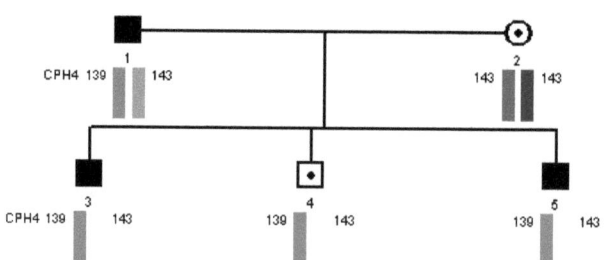

Annexe [26]
RÉSULTAT DU CRIBLAGE GENOMIQUE : CFA16

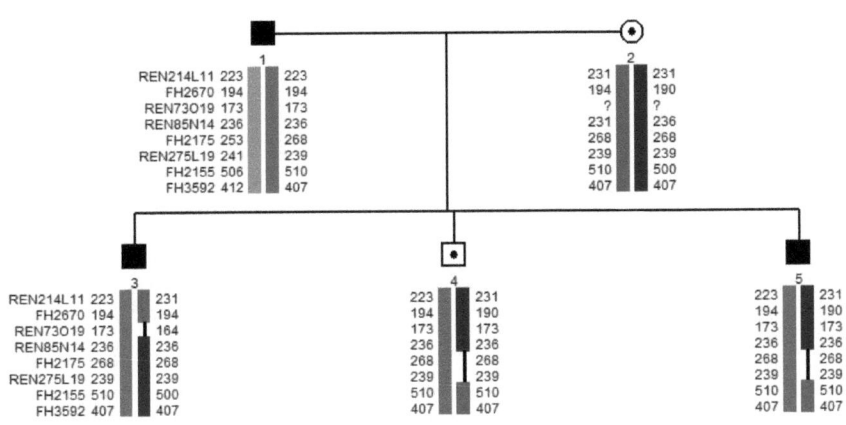

Annexe [27]
RÉSULTAT DU CRIBLAGE GENOMIQUE : CFA17

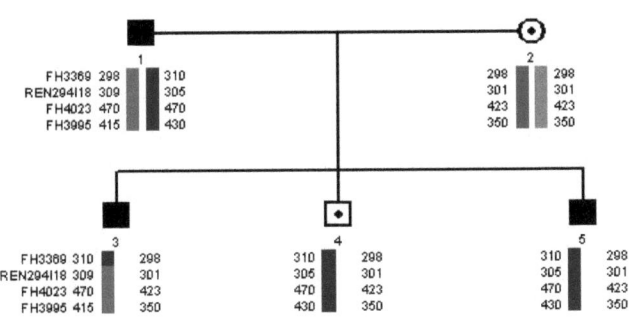

Annexe [28]
RÉSULTAT DU CRIBLAGE GENOMIQUE : CFA18

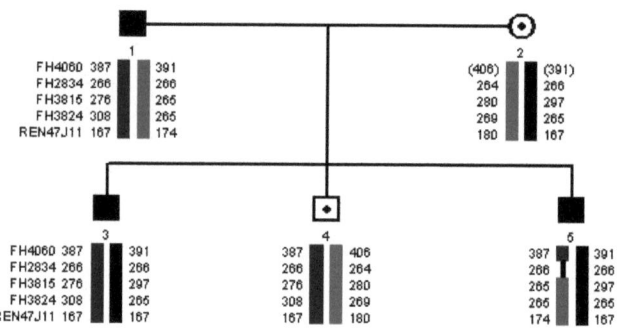

Annexe [29]
RÉSULTAT DU CRIBLAGE GENOMIQUE : CFA19

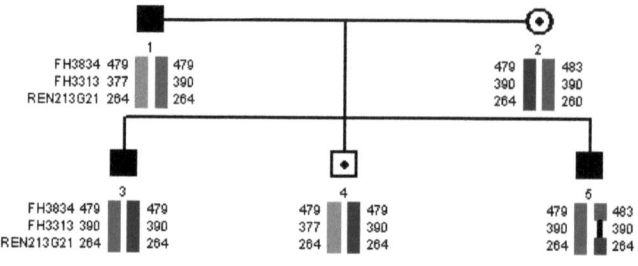

Annexe [30]
RÉSULTAT DU CRIBLAGE GENOMIQUE : CFA20

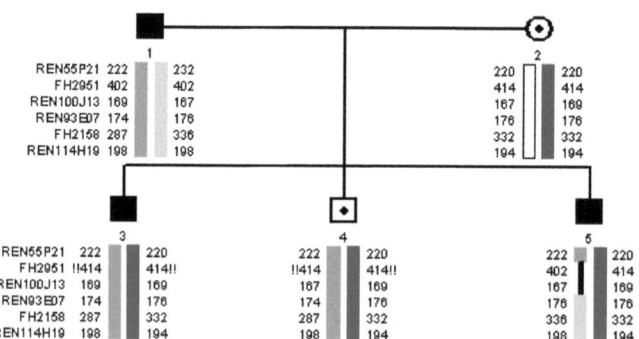

Annexe [31]
RÉSULTAT DU CRIBLAGE GENOMIQUE : CFA21

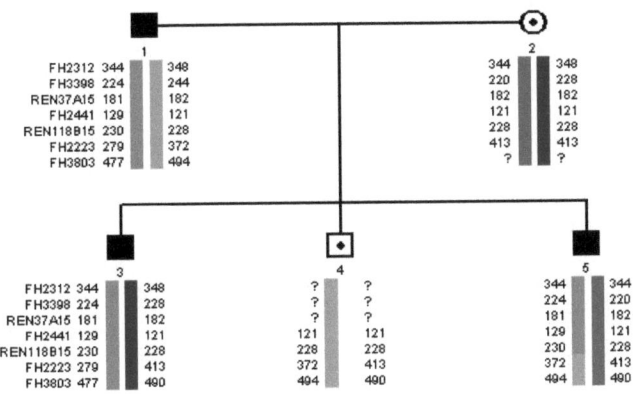

Annexe [32]
RÉSULTAT DU CRIBLAGE GENOMIQUE : CFA22

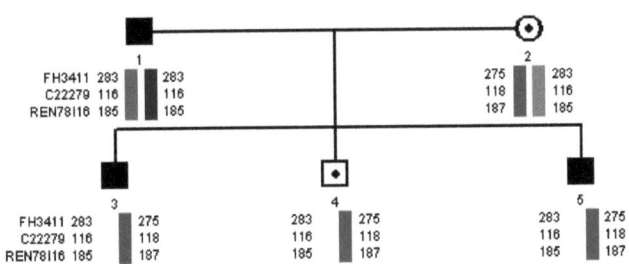

Annexe [33]
RÉSULTAT DU CRIBLAGE GENOMIQUE : CFA23

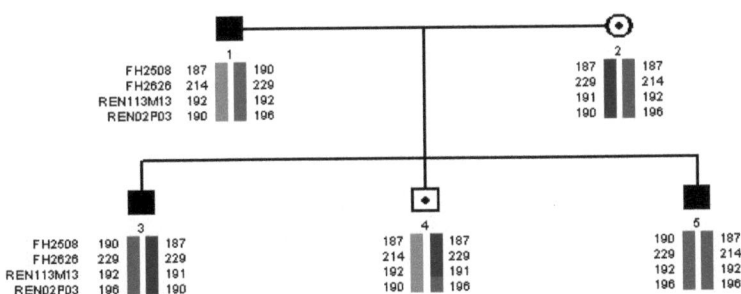

Annexe [34]
RÉSULTAT DU CRIBLAGE GENOMIQUE : CFA24

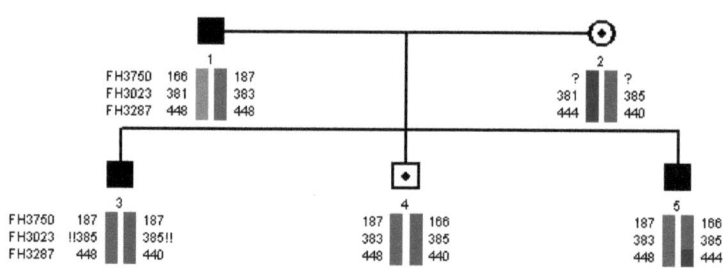

Annexe [35]
RÉSULTAT DU CRIBLAGE GENOMIQUE : CFA25

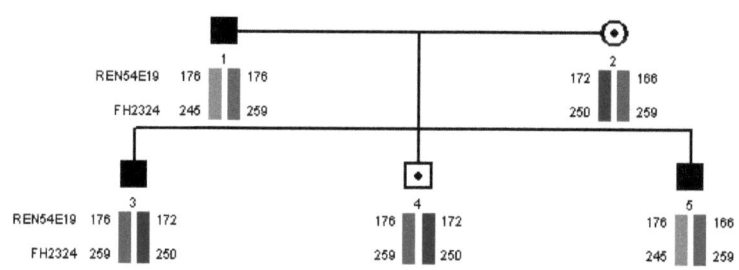

Annexe [36]
RÉSULTAT DU CRIBLAGE GENOMIQUE : CFA26

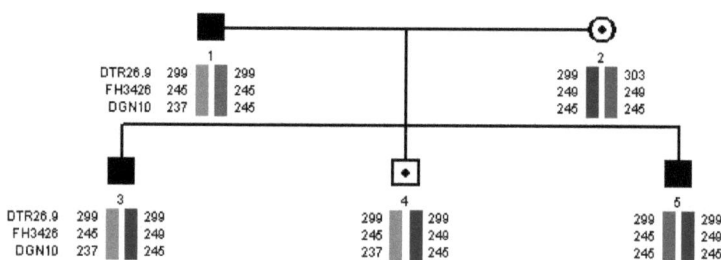

Annexe [37]

RÉSULTAT DU CRIBLAGE GENOMIQUE : CFA27

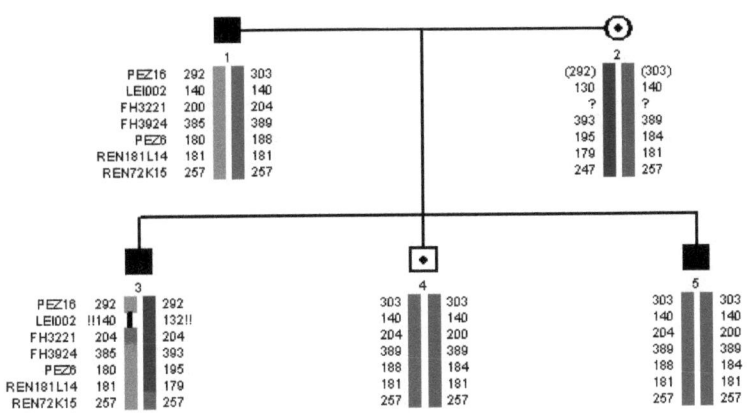

Annexe [38]

RÉSULTAT DU CRIBLAGE GENOMIQUE : CFA28

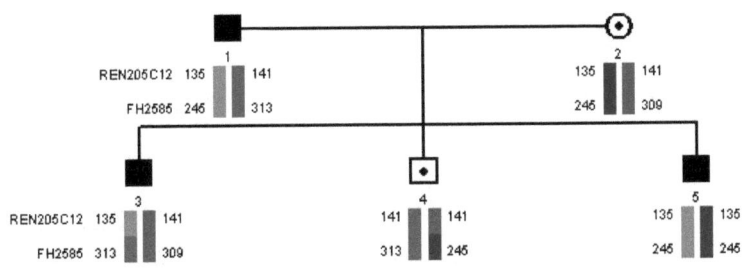

Annexe [39]

RÉSULTAT DU CRIBLAGE GENOMIQUE : CFA29

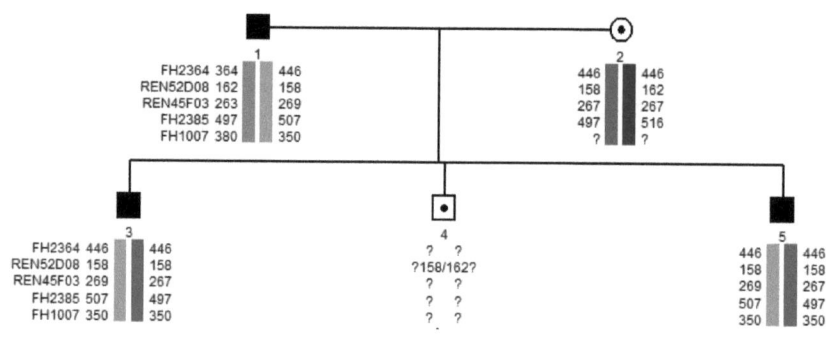

Annexe [40]

RÉSULTAT DU CRIBLAGE GENOMIQUE : CFA30

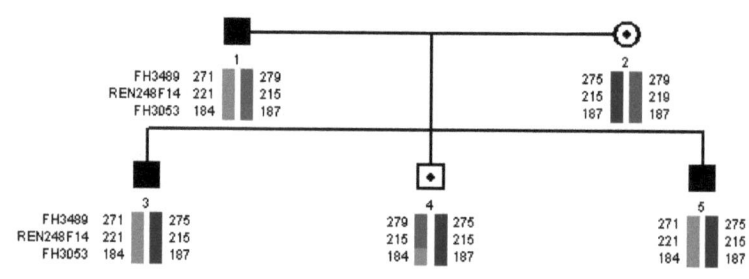

Annexe [41]

RÉSULTAT DU CRIBLAGE GENOMIQUE : CFA31

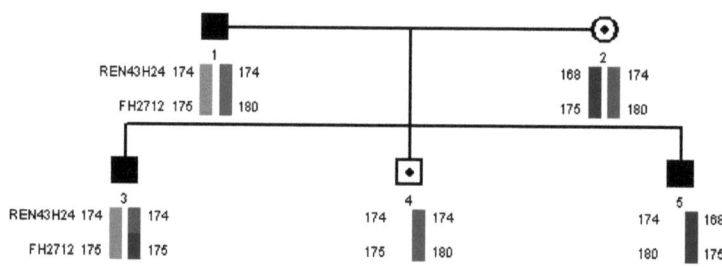

Annexe [42]
RÉSULTAT DU CRIBLAGE GENOMIQUE : CFA32

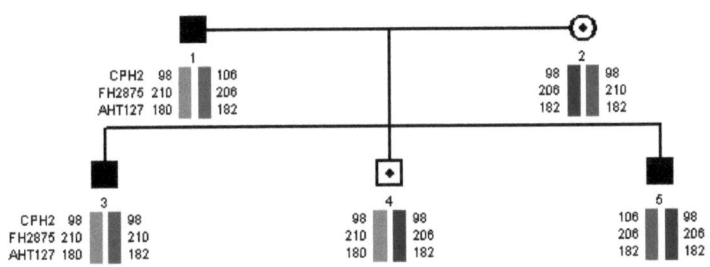

Annexe [43]
RÉSULTAT DU CRIBLAGE GENOMIQUE : CFA33

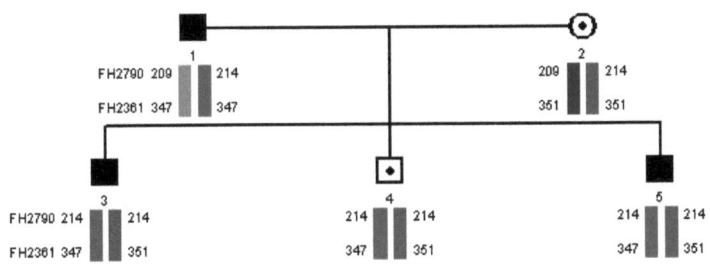

Annexe [44]
RÉSULTAT DU CRIBLAGE GENOMIQUE : CFA34

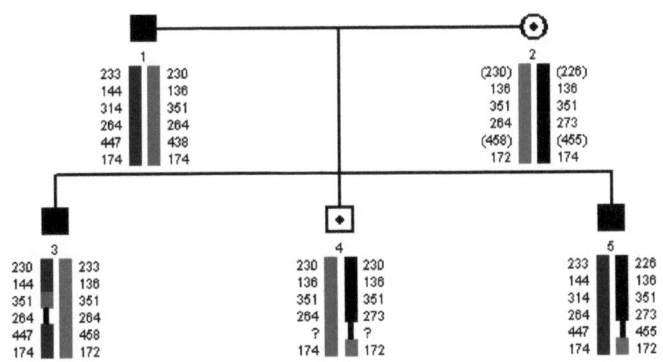

Annexe [45]
RÉSULTAT DU CRIBLAGE GENOMIQUE : CFA35

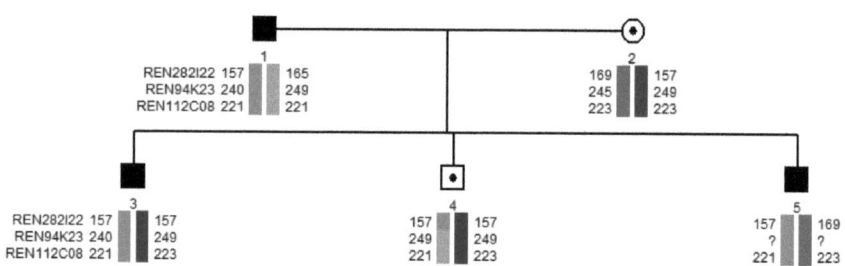

Annexe [46]
RÉSULTAT DU CRIBLAGE GENOMIQUE : CFA36

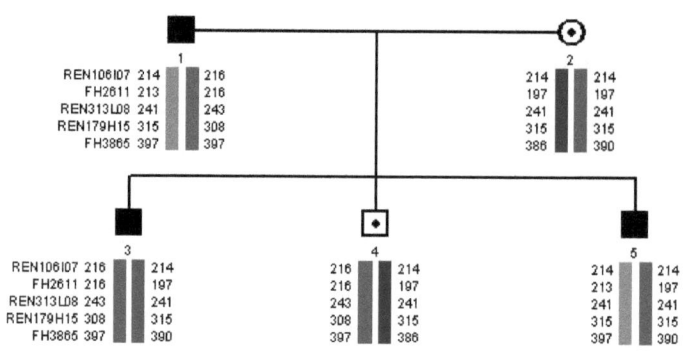

Annexe [47]
RÉSULTAT DU CRIBLAGE GENOMIQUE : CFA37

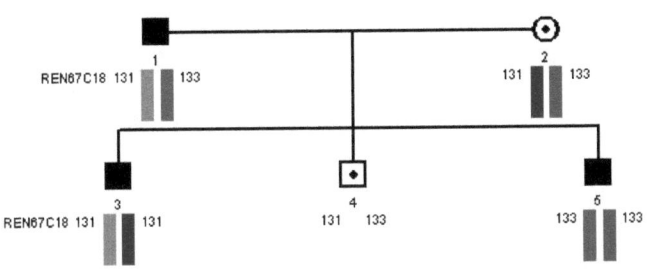

Annexe [48]
RÉSULTAT DU CRIBLAGE GENOMIQUE : CFA38

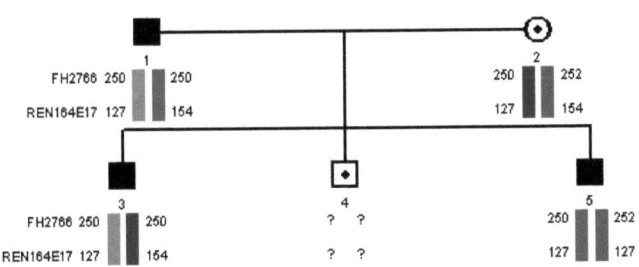

Références

1. http://cri-cirs-wnts.univ-lyon1.fr/Polycopies/Neurologie/Neurologie-2.html.

2. http://www.myonet.org/GENETIQUE/glossaire.html.

3. http://www.inrp.fr/biotic/biomol/transgen/html/glossair.htm.

4. Données de cartographie du génome canin : http://www-recomgen.univ-rennes1.fr/doggy.html.

5. Frontini A., Thèse vétérinaire Alfort, Création d'un site internet à destination des propriétaires de carnivores domestiques atteints d'épilepsie primaire, 2006.

6. Galibert F., André C., Hitte C., Le chien, un modèle pour la génétique des mammifères, Medecine/sciences 2004 ; 20 : 761-6.

7. Clutton-Brock J., Origins of the dog : domestication and early history. In : Serpell J., ed. The domestic dog, its evolution, behaviour and interactions with people. New York : Cambridge University Press, 1995 : 7-20.

8. Leonard J.A., Wayne R.K., Wheeler J., et al, Ancient DNA evidence for old world origin of new world dogs. Science 2002 ; 298 : 1613-6.

9. Savolainen P., Zhang Y.P., Luo J., et al, Genetic evidence for an East Asian origin of domestic dogs. Science 2002 ; 298 : 1610-3.

10. Sundqvist A.K., Björnerfeldt S., Leonard J.A., Hailer F., Hedhammar A., Ellegren H., Vilà C., Unequal contribution of sexes in the origin of dog breeds, Genetics 2006 ; 172(2) : 1121-8.

11. Lindblad-Toh K., Wade C.M., Mikkelsen T.S., coll., Genome sequence, comparative analysis and haplotype structure of the domestic dog, Nature 2005 ; 438, 803-819.

12. Parker H.G., Kim L.V., Sutter N.B., et al, Genetic structure of the purebred domestic dog. Science 2004 ; 304 : 1160-4.

13. Ostrander E.A., Giniger, E. Semper fidelis : what man's best friend can teach us about human biology and disease. Am J Hum Genet 1997 ; 61 : 475-80.

14. B. Denis ; Génétique et sélection chez le chien, 2eme édition, à paraître 2007 ; Chapitre de Génétique moléculaire.

15. Ostrander E.A., Galibert F., Patterson D.F., Canine genetics comes of age. Trends Genet 2000 ; 16 : 117-23.

16. André C. et Galibert F., La génétique canine : Intérêt en Médecine Vétérinaire et humaine, Bull. Acad. Vet. France 2005, Tome 158, suppl n°4 : 467 – 477.

17. OMIA : Online mendelian inheritance in animals : http://www.angis.au/Databases/BIRX/omia.

18. Ettinger S.J., Feldman E.C., Texbook of veterinary internal medecine. Saunders publisher, Fourth Edition 1995 : 2 145 p.

19. Patterson D.F., Companion animal medicine in the age of animal genetics. J Vet Intern Med 2000 ; 14 : 1-9.

20. RetNet : Gènes et locus impliqués dans des anomalies de la rétine : http://www.sph.uth.tmc.edu/Retnet/.

21. Lin C.T., Gould D.J., Petersen-Jones S.M., Sargan D.R., Canine inherited retinal degenerations : update on molecular genetic research and its clinical application. J Small Animal Practice 2002 ; 43 : 426-32.

22 Herzog R.W., Yang E.Y., Couto L.B. et al, Long-term correction of canine hemophilia B by gene transfer of blood coagulation factor IX mediated by adeno-associated viral vector. Nat Med 1999 ; 5 : 21-2.

23. Bartlett R.J., Stockinger S., Denis M.M. et al, In vivo targeted repair of a point mutation in the canine dystrophin gene by a chimeric RNA/DNA oligonucleotide. Nat Biotechnol 2000 ; 18 : 615-22.

24. Le Meur G., Stieger K., Smith A.J., Weber M., Deschamps J.Y., Nivard D., Mendes-Madeira A., Provost N., Péréon Y., Cherel Y., Ali R.R., Hamel C., Moullier P. and Rolling F., Restoration of vision in RPE65-deficient Briard dogs using an AAV serotype 4 vector that specifically targets the retinal pigmented epithelium, Gene Therapy (2007) 14, 292–303.

25. Ponder K.P., Melniczek J.R., Xu L. et al, Therapeutic neonatal hepatic gene therapy in mucopolysaccharidosis VII dogs. Proc Natl Acad Sci USA 2002 ; 99 : 13102-7.

26. Lingaas F., Sorensen A., Juneja R.K. et al, Towards construction of a canine linkage map : establishment of 16 linkage groups. Mamm Genome 1997 ; 8 : 218-21.

27. Mellersh C.S., Langston A.A., Acland C. et al, A linkage map of the canine genome. Genomics 1997 ; 46 : 326-36.

28. Walter MA, Spillett DJ, Thomas P, et al. A method for constructing radiation hybrid maps of whole genomes. Nat Genet 1994 ; 7 : 22-8.

29. Vignaux F., Hitte C., Priat C. et al, Construction and optimization of a dog whole-genome radiation hybrid panel. Mamm Genome 1999 ; 10 : 888-94.

30. Jiang Z., Priat C., Galibert F., Traced orthologous amplified sequence tags (TOASTs) and mammalian comparative maps. Mamm Genome 1998 ; 9 : 577-87.

31. Priat C., Jiang Z.H., Renier C. et al, Characterization of 463 type I markers suitable for dog genome mapping. Mamm Genome 1999 ; 10 : 803-13.

32. Jouquand S., Priat C., Hitte C. et al, Identification and characterization of a set of 100 tri- and dinucleotide microsatellites in the canine genome. Anim Genet 2000 ; 31 : 266-72.

33. Priat C., Hitte C., Vignaux F. et al. A whole-genome radiation hybrid map of the dog genome. Genomics 1998 ; 54 : 361-78.

34. Mellersh C.S., Hitte C., Richman M. et al, An integrated linkage-radiation hybrid map of the canine genome. Mamm Genome 2000 ; 11 : 120-30.

35. Breen M., Jouquand S., Renier C. et al, Chromosome-specific single locus anchorage of a 1 800 markers integrated radiation-hybrid/linkage map of the domestic dog genome to all chromosomes. Genome Res 2001 ; 11 : 1784-95.

36. Guyon R., Lorentzen T.D., Hitte C. et al, A 1 Mb resolution radiation hybrid map of the canine genome. Proc Natl Acad Sci USA 2003 ; 100 : 5296-301.

37. Kirkness E.F., Bafna V., Halpern A.L. et al, The dog genome : survey sequencing and comparative analysis. Science 2003 ; 301 : 1898-903.

38. Ostrander E.A., Lindblad-Toh K., Lander E.S. et al, Sequencing the genome of the domestic dog Canis familiaris, National Human Genome Research Institute 2002 ; www.genome.gov.

39. http://www.ensembl.org/Homo_sapiens/index.html et http://www.ensembl.org/Canis_familiaris/index.html

40. Site NIH http://www.genome.gov/11008069 et Site du Whitehead Institute : http://www.broad.mit.edu/media/2003/pr_03_tasha.html

41. Ostrander E.A., Kruglyak L., Unleashing the canine genome, Genome Res 2000 ; 10 : 1271.

42. Girardin E., Thèse vétérinaire Lyon, Applications des tests génétiques au dépistage des affections génétiques chez le chien, 2005.

43. http://www.eleveurs-online.com/standard.chiens.grand-bouvier-suisse.html.

44. http://www.dogbreedinfo.com/greaterswissmountain.htm.

45. Conant K., Epilepsy and the Greater Swiss Moutain Dog, AKC Gazette, janv 2004.

46. Cyrillic [http://www.cyrillicsoftware.com].

47. http://www.univ-tours.fr/genet/gen001300_fichiers/CHAP5D/GEN05D1EC28.HTM.

48. http://www.recherche.gouv.fr/recherche/aci/genob.htm.

49. Clark L.A., Tsai K.L., Steiner J.M., Williams D.A., Guerra T., Galibert F., Ostrander E.A. et Murphy K.E., Chromosome-specific microsatellite multiplex sets for linkage studies in the domestic dog. Genomics 84 : 550-554, 2004.

50. Tsai K.L., Genetic analysis of canine hip dysplasia, déc 2005.

51. http://www.fil.univ-lille1.fr/FORMATIONS/DESSBIOINFO/Projet2/Evrard_Frot/pages/genome_scan.html.

52. Casal M.L., Munuve R.M., Janis M.A., Werner P. et Henthorn P.S., Epilepsy in Irish Wolfhound, Journal of Veterinary Internal Medicine, 2006 ; 20 : 131–135.

53. Lohi H., Young E.J., Fitzmaurice S.N., Rusbridge C., Chan E.M, Vervoort M., Turnbull J., Zhao X., Ianzano L., Paterson A.D., Sutter N.B., Ostrander E.A., André C., Shelton G.D., Ackerley C.A., Scherer S.W., Minassian B.A., Expanded Repeat in Canine Epilepsy , Science, vol 307, janv 2005.

54. http://en.wikipedia.org/wiki/Generalized_epilepsy_with_febrile_seizures_plus.

55. Escayg A., De Waard M., Lee D.D., Bichet D., Wolf P., Mayer T., Johnston J., Baloh R., Sander T. et Meisler M.H., Coding and noncoding variation of the human calcium-channel β4-subunit gene *CACNB4* in patients with idiopathic generalized epilepsy and episodic ataxia, American Journal of Human Genetics, 66 : 1531-1539, 2000.

56. Terwindt G.M., Ophoff R.A., Haan J., Sandkuijl L.A., Frants R.R. et Ferrari M.D., Migraine, ataxia and epilepsy: a challenging spectrum of genetically determined calcium channelopathies, European Journal of Human Genetics (1998) 6, 297–307.

57. Peloquin J.B., Khosravani H., Barr W., Bladen C., Evans R., Mezeyova J., Parker D., Snutch T.P., McRory J.E., Zamponi G.W., Functional analysis of Ca3.2 T-type calcium channel mutations linked to childhood absence epilepsy, Epilepsia. 2006 Mars ; 47(3):655-8.

58. Bertrand D., Elmslie F., Hughes E., Trounce J., Sander T., Bertrand S., Steinlein O.K., The CHRNB2 mutation I312M is associated with epilepsy and distinct memory deficits, Neurobiol Dis. 2005 Dec ; 20(3) : 799-804.

59. Martin L.F., Leonard S., Hall M., Tregellas J.R., Freedman R., Olincy A., Sensory gating and alpha-7 nicotinic receptor gene allelic variants in schizoaffective disorder, bipolar type, American Journal of Medical Genetics Part B: Neuropsychiatric Genetics, 2006 Dec 27 : 17192894.

60. Schroeder B.C., Kubisch C., Stein V., Jentsch T.J., Moderate loss of function of cyclic-AMP-modulated KCNQ2/KCNQ3 K+ channels causes epilepsy, Nature 1998 Dec 17 ; 396(6712) : 687-90.

61. Liguori R., Avoni P., Baruzzi A., Di Stasi V., Montagna P., MDInstitute of Neurology, University of Bologna, Familial continuous motor unit activity and epilepsy, Muscle & Nerve, Volume 24, Issue 5 , Pages 630 – 633, 2000.

62. Shang L., Lucchese C.J., Haider S., Tucker S.J., Functional characterisation of missense variations in the Kir4.1 potassium channel (KCNJ10) associated with seizure susceptibility, Molecular Brain Research 139 (2005) 178 – 183.

63. Du W., Bautista J.F., Yang H., Diez-Sampedro A., You S-A, Wang L., Kotagal P., Lüders H.O., Shi J., Cui J., Richerson G.B. et Wang Q.K., Calcium-sensitive potassium channelopathy in human epilepsy and paroxysmal movement disorder, Nature Genetics, 37, 733 - 738 (2005).

64. Heilstedt H.A., Burgess D.L., Anderson A.E, Chedrawi A., Tharp B., Lee O., Kashork C.D., Starkey D.E., Wu Y-Q., Noebels J.L., Shaffer L.G., Shapira S.K., Loss of the potassium

channel β-subunit gene, KCNAB2, is associated with epilepsy in patients with 1p36 deletion syndrome, Epilepsia, Volume 42, Number 9, September 2001, pp. 1103-1111(9).

65. Cossette P., Liu L., Brisebois K., Dong H., Lortie A., Vanasse M., Saint-Hilaire J-M., Carmant L., Verner A., Lu W-Y., Wang Y.T. et Rouleau G.A., Mutation of GABRA1 in an autosomal dominant form of juvenile myoclonic epilepsy, Nature Genetics, 31, 184 - 189 (2002).

66. Kananura C., Haug K., Sander T., Runge U., Gu W., Hallmann K., et al., A splice-site mutation in GABRG2 associated with childhood absence epilepsy and febrile convulsion, Arch Neurol 2002 ; 59 : 1137–41.

67. Dibbens L.M., Feng H-J., Richards M.C., Harkin L.A., Hodgson B.L., Scott D., Jenkins M., Petrou S., Sutherland G.R., Scheffer I.E., Berkovic S.F., Macdonald R.L. et Mulley J.C., GABRD encoding a protein for extra- or peri-synaptic $GABA_A$ receptors is a susceptibility locus for generalized epilepsies, Human Molecular Genetics, 2004, Vol. 13, No. 13 1315-1319.

68. Haug K., Warnstedt M., Alekov A.K., Sander T., Ramirez A., Poser B., Maljevic S., Hebeisen S., Kubisch C., Rebstock J., Horvath S., Hallmann K., Dullinger J.S., Rau B., Haverkamp F., Beyenburg S., Schulz H., Janz D., Giese B., Muller-Newen G., Propping P., Elger C.E., Fahlke C., Lerche H. et Heils A., Mutations in CLCN2 encoding a voltage-gated chloride channel are associated with idiopathic generalized epilepsies, Nat Genet 200 3; 33(4) : 527–532.

69. Breitling R., Pathogenesis of peroxisomal deficiency disorders (Zellweger syndrome) may be mediated by misregulation of the GABAergic system via the diazepam binding inhibitor, BMC Pediatr. 2004 Mar 12 ; 4 : 5.

70. Sander T., Hildmann T., Kretz R., Fürst R., Sailer U., Bauer G., Schmitz B., Beck-Mannagetta G., Wienker T.F. et Janz D., Allelic association of juvenile absence epilepsy with a GluR5 kainate receptor gene (GRIK1) polymorphism, American Journal of Medical Genetics, Neuropsychiatric Genetics, Volume 74, Issue 4 , Pages 416 – 421.

71. Saccucci P., Verdecchia M., Piciullo A., Bottini N., Rizzo R., Gloria-Bottini F., Lucarelli P. et Curatolo P., Convulsive disorder and genetic polymorphism. Association of idiopathic generalized epilepsy with haptoglobin polymorphism, neurogenetics, Volume 5, Number 4, décembre 2004.

72. http://www.ihop-net.org/UniPub/iHOP/gismo/90752.html?list=0.

73. Moore T., Hecquet S., McLellann A., Ville D., Grid D., Picard F., Moulard B., Asherson P., Makoff A.J., McCormick D., Nashef L., Froguel P., Arzimanoglou A., LeGuern E. et Bailleul B., Polymorphism analysis of JRK/JH8, the human homologue of mouse jerky, and description of a rare mutation in a case of CAE evolving to JME, Epilepsy Res. 2001 Aug ; 46(2) : 157-67.

74. Lalioti M.D., Antonarakis S.E. et Scott H.S., The epilepsy, the protease inhibitor and the dodecamer: progressive myoclonus epilepsy, cystatin b and a 12-mer repeat expansion, Cytogenet Genome Res. 2003 ; 100(1-4) : 213-23.

75. Sander T., Toliat M.R., Heils A., Leschik G., Becker C., Rüschendorf F., Rohde K., Mundlos S. et Nürnberg P., Association of the 867Asp variant of the human anion exchanger 3 gene with common subtypes of idiopathic generalized epilepsy, Epilepsy Research, Volume 51, Issue 3, Pages 249-255, October 2002.

76. Ianzano L., Zhang J., Chan E.M., Zhao X-C., Lohi H., Scherer S.W. et Minassian B.A., Lafora progressive myoclonus epilepsy mutation database-EPM2A and NHLRC1 (EMP2B) genes, Human Mutation, Volume 26, Issue 4, 2005, pages 397 – 397.

77. McKee S., Pendleton A., Dixey J., Doherty M. et Hughes A., Autosomal dominant early childhood seizures associated with chondrocalcinosis and a mutation in the ANKH gene, Epilepsia, Volume 45, Number 10, October 2004, pp. 1258-1260(3).

78. Fukata Y., Adesnik H., Iwanaga T., Bredt D.S., Nicoll R.A. et Fukata M., Epilepsy-related ligand/receptor complex LGI1 and ADAM22 regulate synaptic transmission, Science (2006) 313 : 1792-5.

79. Suzuki T., Delgado-Escueta A.V., Aguan K., Alonso M.E., Shi J., Hara Y., Nishida M., Numata T., Medina M.T., Takeuchi T., Morita R., Bai D., Ganesh S., Sugimoto Y., Inazawa J., Bailey J.N., Ochoa A., Jara-Prado A., Rasmussen A., Ramos-Peek J., Cordova S., Rubio-Donnadieu F., Inoue Y., Osawa M., Kaneko S., Oguni H., Mori Y. et Yamakawa K., Mutations in EFHC1 cause juvenile myoclonic epilepsy, Nature Genetics 36, 842 - 849 (2004).

80. Pal D.K., Evgrafov O.V., Tabares P., Zhang F., Durner M. et Greenberg D.A., BRD2 (RING3) is a probable major susceptibility gene for common juvenile myoclonic epilepsy, Am J Hum Genet. 2003 August ; 73(2) : 261–270.

81. Greenberg D.A., Cayanis E., Strug L., Marathe S., Durner M., Pal D.K., Alvin G.B., Klotz I., Dicker E., Shinnar S., Bromfield E.B., Resor S., Cohen J., Moshe S.L., Harden C. et Kang H., Malic enzyme 2 may underlie susceptibility to adolescent-onset idiopathic generalized epilepsy, Am J Hum Genet, 2005 January ; 76(1) : 139–146.

82. http://www.sante.gouv.fr.

83. Lanoue D., Homépopathie animale, l'épilepsie, Gazette des thérapeutes, juillet 2005.

84. http://www.who.int/mediacentre/factsheets/fs165/fr/.

85. http://biomed.exactantigen.com/overall/nervous/central/brain/epilepsy/generalized-epilepsy.html.

86. Turnbull J., Lohi H., Kearney J.A., Rouleau G.A., Delgado-Escueta A.V., Meisler M.H., Cossette P. and Minassian B.A., Sacred disease secrets revealed: the genetics of human epilepsy, Human Molecular Genetics, Vol. 14, No. 17, 2491–2500, 2005.

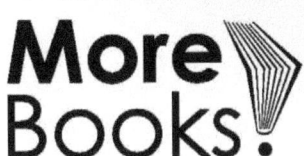

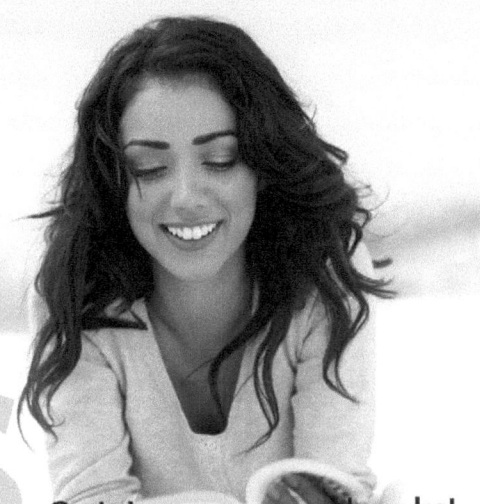

Oui, je veux morebooks!

i want morebooks!

Buy your books fast and straightforward online - at one of the world's fastest growing online book stores! Environmentally sound due to Print-on-Demand technologies.

Buy your books online at
www.get-morebooks.com

Achetez vos livres en ligne, vite et bien, sur l'une des librairies en ligne les plus performantes au monde!
En protégeant nos ressources et notre environnement grâce à l'impression à la demande.

La librairie en ligne pour acheter plus vite
www.morebooks.fr

OmniScriptum Marketing DEU GmbH
Heinrich-Böcking-Str. 6-8
D - 66121 Saarbrücken
Telefax: +49 681 93 81 567-9

info@omniscriptum.de
www.omniscriptum.de

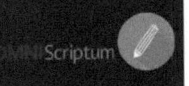

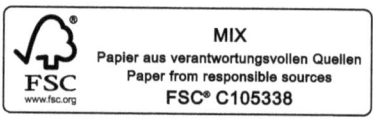

Printed by Books on Demand GmbH, Norderstedt / Germany